健康ライブラリー イラスト版

起立性調節障害（OD）

朝起きられない子どもの病気がわかる本

昭和大学保健管理センター所長・教授
昭和大学病院小児科教授
田中大介 監修

講談社

まえがき

中学生の一割に存在する起立性調節障害（OD）は、なかなか気づかれないことがあります。骨折は松葉杖を使っていれば一目瞭然ですが、ODは見た目ではわかりにくく、怠けやサボりと誤解されるなど、ちょっとやっかいな疾患で、ODの子はみな苦労しています。

まずは正しい診断を受け、サブタイプや重症度を知ること、そのうえで、自分の体調に合わせた過ごし方を探しながら、次のステージに進む準備をしておくことが大事です。ODは長いつきあいになることも多いものです。私はしばしばマラソンにたとえて、「自分のペースで走ることが大切だよ」と伝えています。

ODのお子さんは、自分のつらさを家の外では必ずしも主張しないことが多いような印象があります。あるとき、希望の大学に進学できたODの子が、「ずっと平静を装っていたけれど、高校進学の頃は、心の中では将来をあきらめていた」と話してくれました。周囲の期待に応えたいがうまくいかず、一人悩んでいる子どもも少なくありません。保護者の方、学校の先生はじめ周囲の大人のみなさまには、「あせらず、あきらめず、愛情を注ぐ」ことをお願いすると同時に、ぜひ子どもの味方になっていただければと思います。そして、ダメ出しではなく、子どもたちができていることにOKサインを出して、「それでいいんだよ」「大丈夫だよ」というメッセージを送っていただければと思います。

本書は、これまで私が講演会や外来でODの患者さんやご家族、学校関係者の方々にお伝えしてきた内容を中心にまとめたものです。患者さん、家族、学校、医療機関がつながるきっかけになればと思います。

ODは百人いれば百通りの経過をたどりますが、彼らが自分で選んだ道はすべて正解です。ODの子どもたちが、夢や希望の実現に向けて、ODと向き合いながら、小中高時代を少しでもエンジョイできるように、今の自分をスタンダードとして信じ、未来の夢に向かって歩むことを切に願うとともに、ODのお子さんとご家族に、心からエールを送りたいと思います。

昭和大学保健管理センター所長・教授
昭和大学病院小児科教授
田中 大介

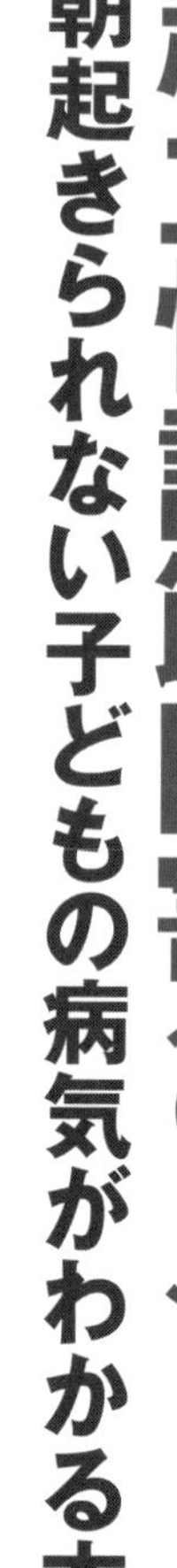
起立性調節障害（OD）
朝起きられない子どもの病気がわかる本

もくじ

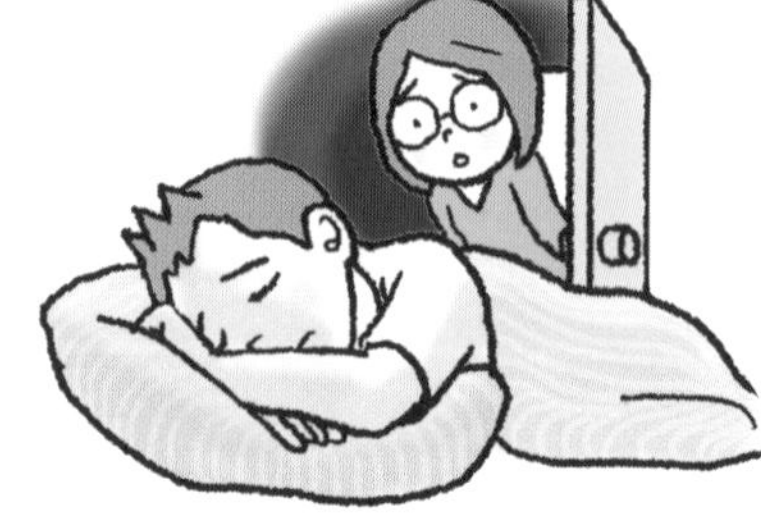

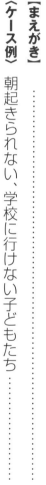

第2章　いったい、どんな病気なのか？……21

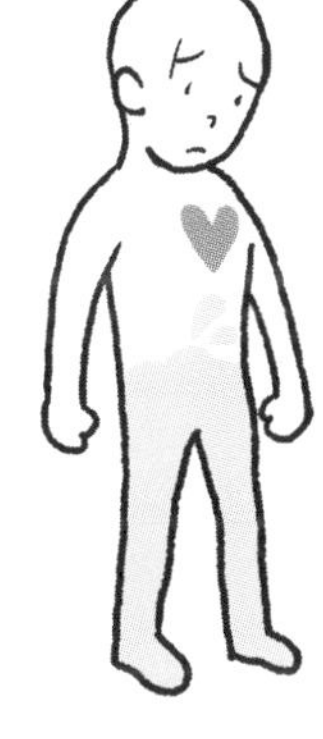

第3章　これからどうなる？　どう過ごす？……45

第4章　親が子どもにできること……63

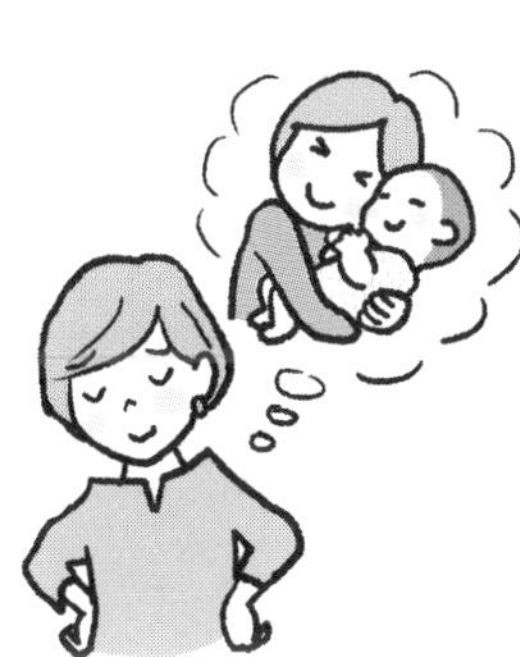

第5章　学校とのかかわり方……83

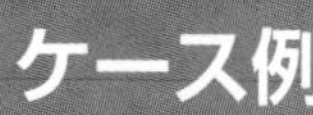

朝起きられない、学校に行けない子どもたち

起立性調節障害（Orthostatic Dysregulation）があると考えられる子どもは、中学生では約一割にのぼるとされますが、病気とは思われていないことも少なくありません。どのような現れ方をするのか、三人の中学生の例をみていきましょう。

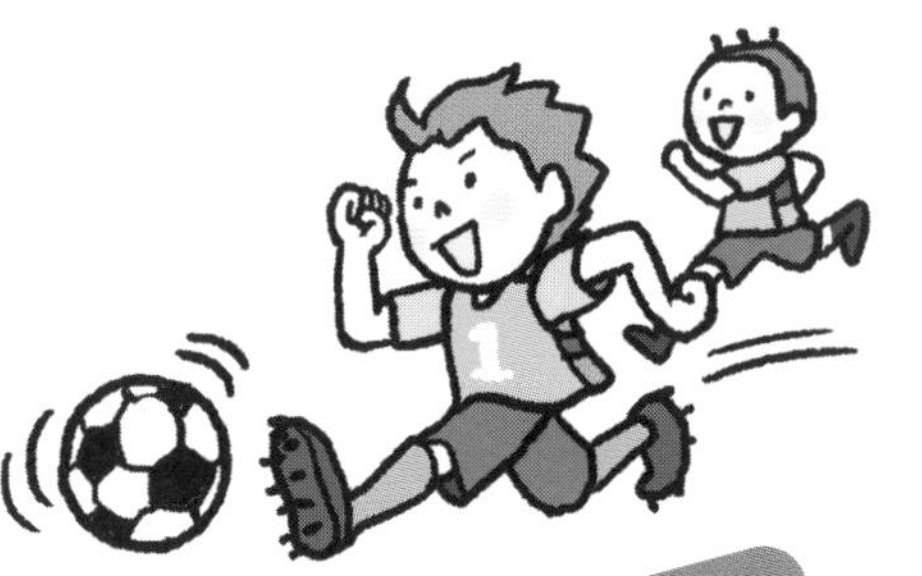

Aさんの現状

夏休み中に体調を崩して以来、なかなか調子が戻りません。学校を休む日が増えています。

ここに至るまで

小さい頃から活発だったAさんは、中学生になってからも運動系のクラブに入り、元気に活躍していたのですが……。

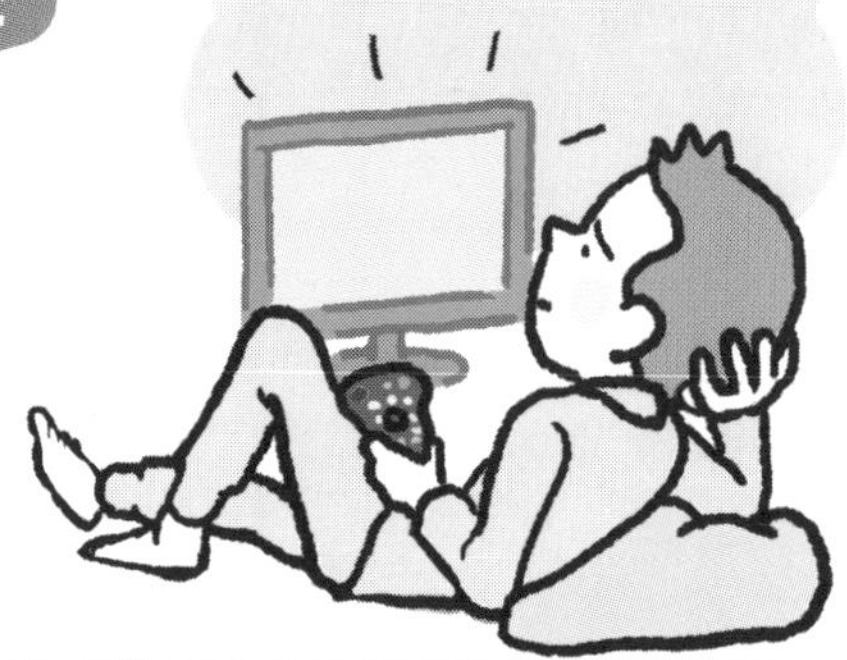

Bさんの現状

小学生の頃から不登校に。中学入学以降も、ほとんど学校には行っていません。

ここに至るまで

小学5年生の頃から、朝、調子の悪さを訴え学校を休みがちに。友だちや先生からの厳しい言葉に気持ちが沈むこともあったようです。

部長として張り切って参加した夏合宿で、Aさんは熱中症に。合宿後も疲労感が強く、残りの休暇中、部活動は休まざるをえませんでした。

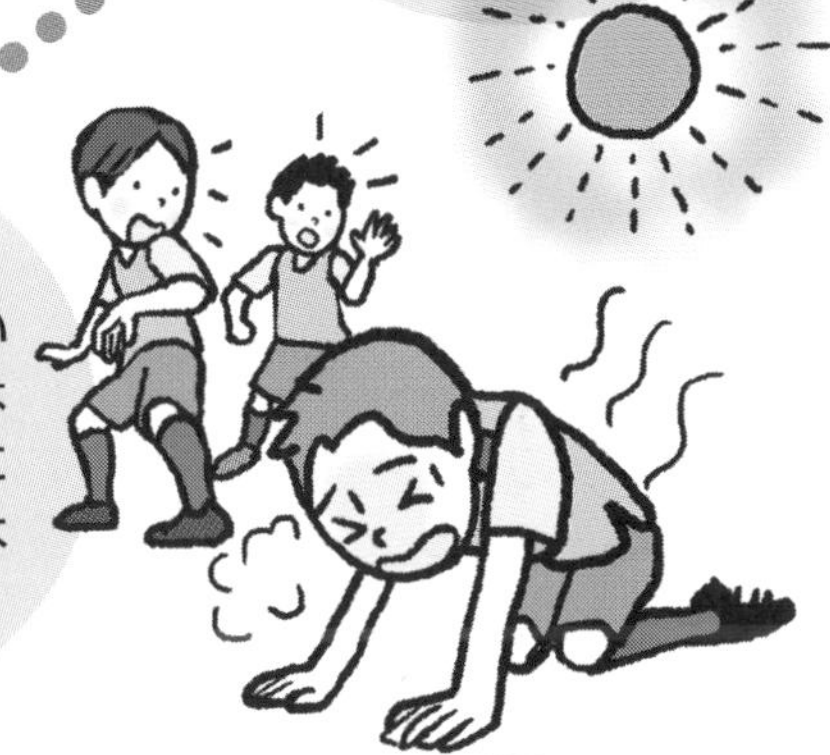

学校が始まってからも、朝起きられない状態が続いています。部活動の朝練はおろか、始業時間にも間に合わず、遅刻をくり返すようになっていきました。

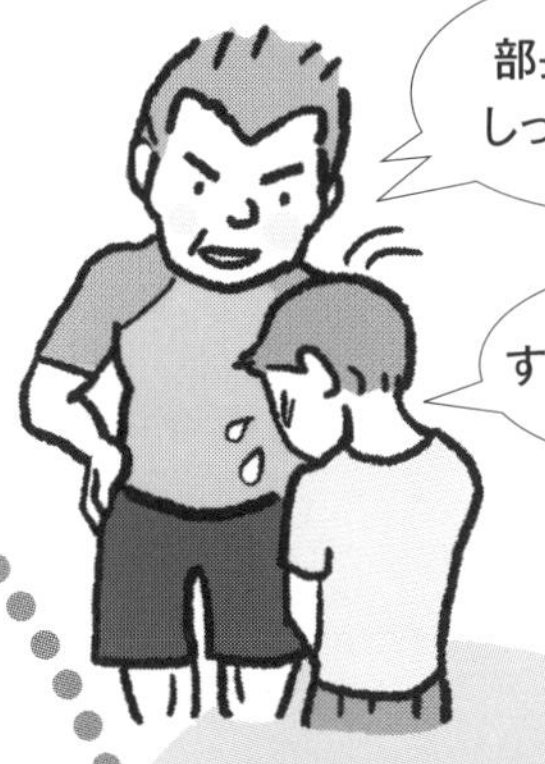
部長だろう。
しっかりしろ！
すみません……

最近は、朝「今日は休む」と言って昼頃まで寝ていることも。学校を休んだ日も夜は元気そうなのですが、翌朝はやはり起きられないのです。Aさんの様子に親は戸惑うばかりです。

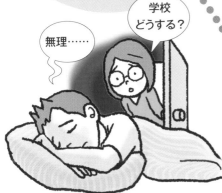

学校
どうする？

無理……

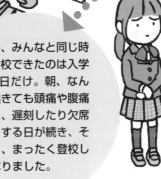

6年生のときは不登校になっていたBさん。「中学生になったらがんばる」と言い、中学校の入学式には出ることができました。親も「環境が変われば」と思って期待していたのですが……。

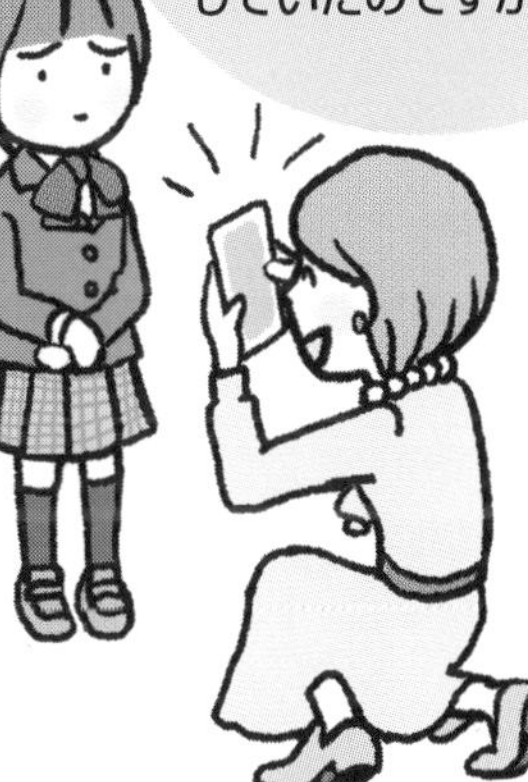

結局、みんなと同じ時間に登校できたのは入学式の1日だけ。朝、なんとか起きても頭痛や腹痛を訴え、遅刻したり欠席したりする日が続き、そのうち、まったく登校しなくなりました。

不登校が長引くにつれ、Bさんは昼夜逆転の生活に。親のあせりは募るばかりです。互いの苛立ちをぶつけあうかのように親子で険悪なムードになることも多く、先のみえない毎日が続いています。

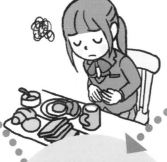

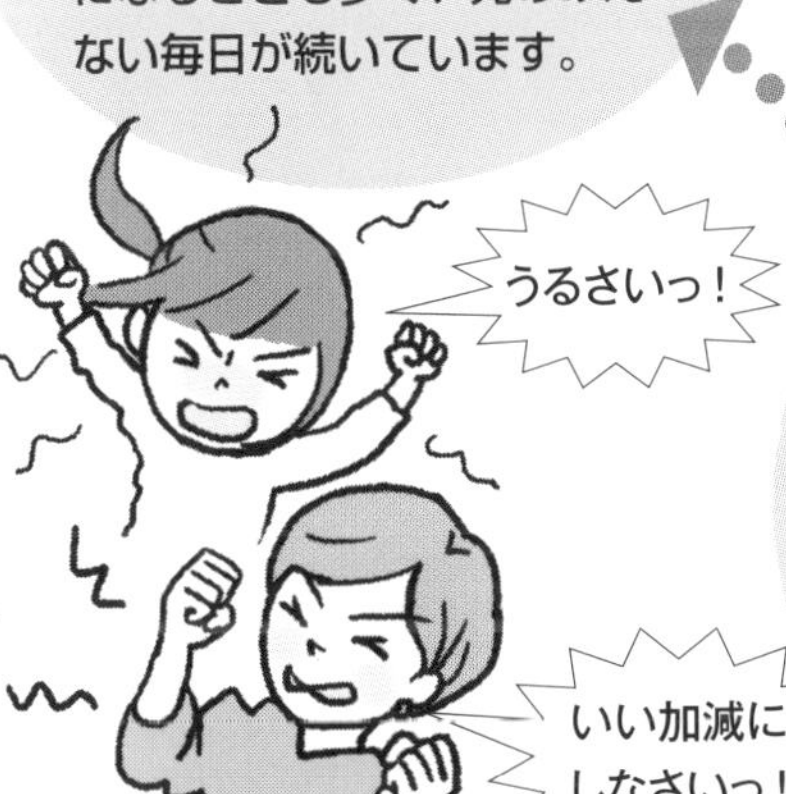
うるさいっ！
いい加減に
しなさいっ！

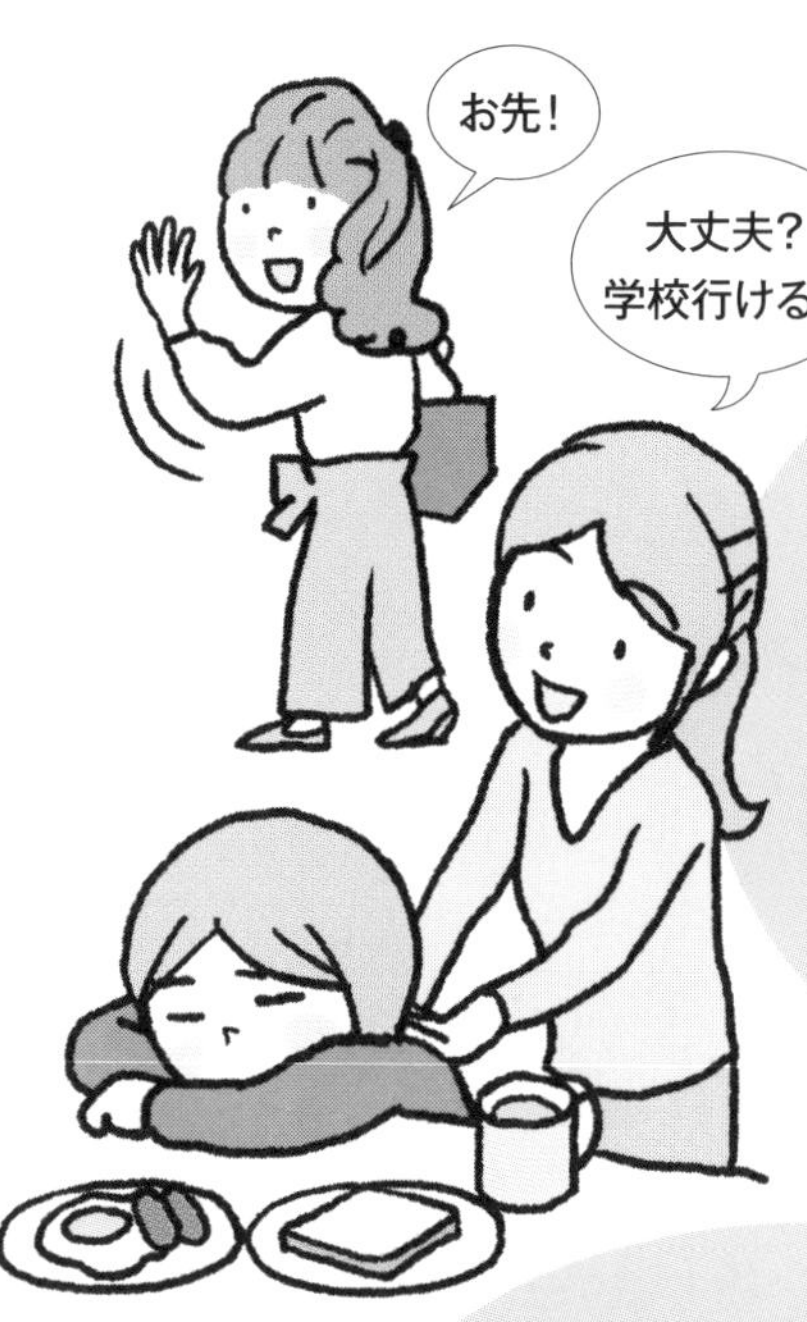

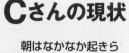

ここに至るまで

子どもの頃から寝坊が多かったCさんですが、とくに中学生になってから、朝がとても苦手になってしまいました。やっとの思いで起き出しても、食卓に突っ伏して動けないこともあります。

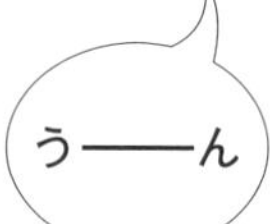

じつはCさんのお姉さんも、お母さん自身も小・中学生の頃は同じような症状がありました。「そんなところ似たくなかった」と思っているCさんですが、「そのうちなんとかなるよ」という家族の励ましもあり、無理はせずに過ごしています。

Cさんの現状

朝はなかなか起きられず、遅刻する日が多いのですが、基本的に登校はしています。

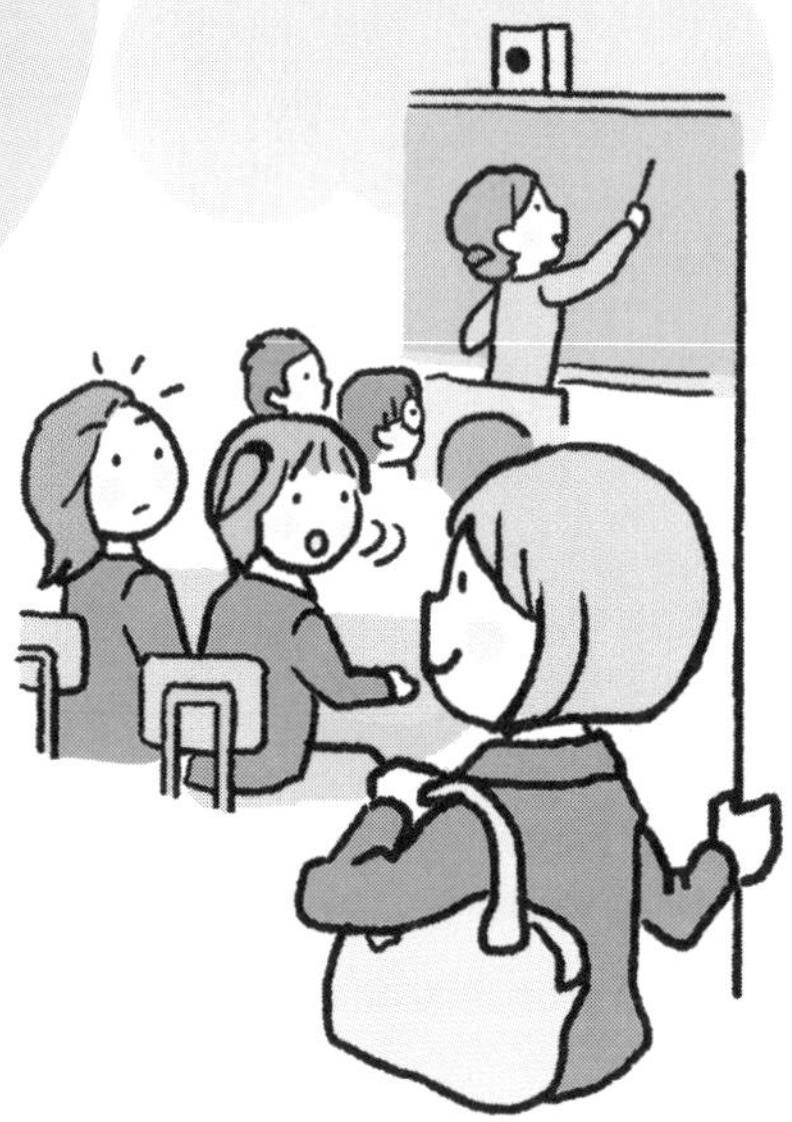

考えていこう!　回復を促すためにできること

ここで紹介した3人は、みな「起立性調節障害（OD）」があると考えられる子どもたちです。体の中で起こっていることは共通しますが、発症のしかたや経過、生活への影響などは子どもによって違います。

回復を促すために、なにができるのか、どう支えていけばよいのか。本書でいっしょに考えていきましょう。

第1章 誤解されやすい症状

朝起きられず学校には行かないのに、
夜は元気な様子でなかなか寝ない子どもは、
「やる気がない」「気合が足りない」「怠けている」
「サボっている」などと思われがちです。
しかし、本当は、起立性調節障害（OD）という
体の病気がまねく症状かもしれません。

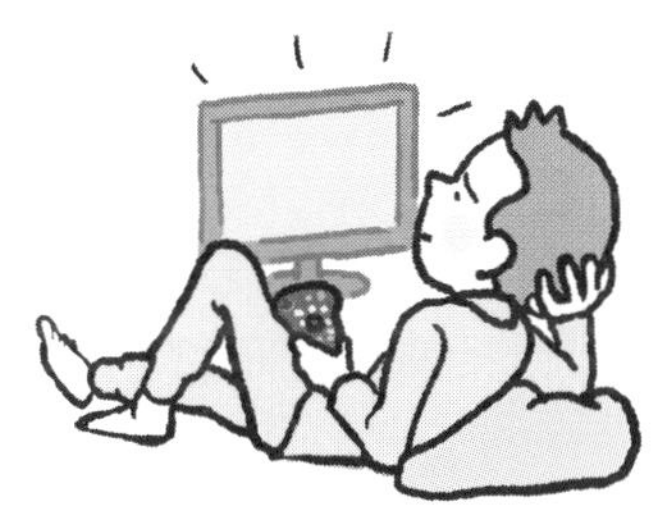

チェック！

起立性調節障害(OD)でよくみられる症状

ここに示す身体症状は、起立性調節障害（OD）の子どもによくみられるもの。お子さんの状態に、当てはまることはありますか？

3つ以上当てはまれば要注意

起立性調節障害（OD）は、小学校高学年から高校生くらいの年代の子どもに発症しやすいことが知られています。

子どもの様子をふり返り、当てはまる項目をチェックしてみましょう。

- □ 立ちくらみ、あるいはめまいを起こしやすい
- □ 立っていると気持ちが悪くなる。ひどくなると倒れる
- □ 入浴時、あるいはいやなことを見聞きすると気持ちが悪くなる
- □ 少し動くと動悸、あるいは息切れがする
- □ 朝なかなか起きられず、午前中調子が悪い

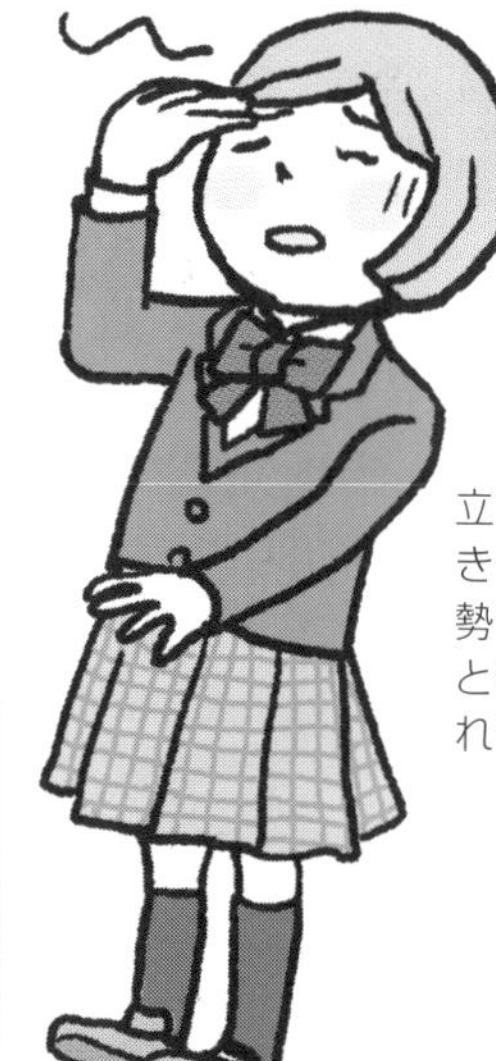

立ち上がったときや、立った姿勢を続けているときに症状が現れやすい

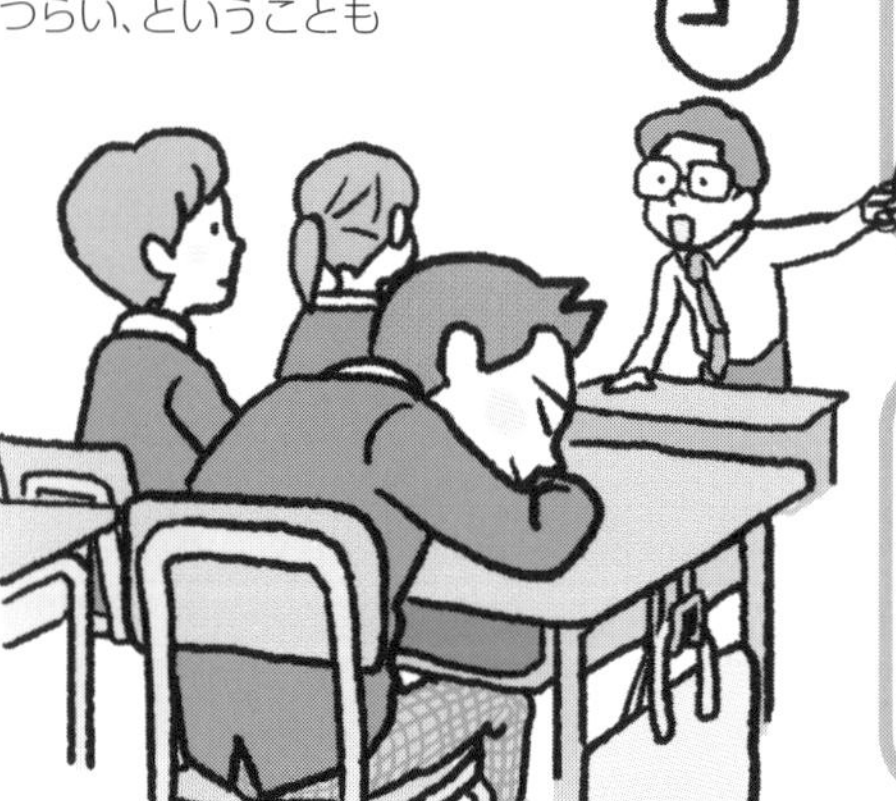

授業中、座った姿勢を保つのもつらい、ということも

毎日のように症状が現れる場合は要注意

起立性調節障害（ＯＤ）は、体の機能を調節する自律神経がうまく働かないために、その名のとおり「起立」したときにさまざまな不快な症状が現れやすくなる病気です（↓第2章）。

一つひとつの症状は、寝不足や疲れ、軽い体調不良があるときなどによくみられるものばかりですが、ＯＤの場合、毎日のように症状が現れ、なかなか改善しません。

自律神経の働きに問題があるかどうかは、一見しただけではわかりません。だからこそ、子どもの様子をよくみていきましょう。気がかりな症状が長引くようなら、「もしかしたらＯＤかも？」という視点をもってかかわっていくことが大切です。

□食欲不振

□顔色が青白い

□臍疝痛（さいせんつう）（おへそのまわりの差し込むような痛み）をときどき訴える

朝、登校前の時間帯に調子の悪さが目立つ

□倦怠（だるい）あるいは疲れやすい

□乗りものに酔いやすい

□頭痛

判定

3つ以上チェックがつくようなら、ODの現れかも！

長引くようなら小児科などを受診し、原因を確かめておきましょう（→P34）。

（日本小児心身医学会編『小児心身医学会ガイドライン集　改訂第2版』による）

周囲の誤解①

「やる気の問題」という誤解が小言を増やす

朝なかなか起きられない子どもに対して、「早く寝ないから！」と言いたくなるのも無理はありません。しかし、「本人のやる気の問題、生活態度の問題」という誤解に基づく働きかけでは、回復は期待できません。

よくあるパターン

起立性調節障害（OD）は、決して珍しい病気ではありません。しかし、「病気」と認識されていないことも多いものです。

子どもの様子

- 朝は具合が悪そうなのに、夕方から夜にかけては元気になる
- 勉強に身が入らず、ゲームばかり
- 夜は遅くまで起きている
- 楽しみなイベントがある日は起きられる

「病気ではなく、やる気の問題」という誤解

ODの症状であることがわからなければ、朝いつまでも起きずにゴロゴロしているだけのようにもみえます。夜は元気、調子がよさそうな日もあるなど症状に波があることからも、病気とは思えず、本人のやる気の問題ではないかという誤解が生まれがちです。

「経験者」ほど厳しい見方になることも

自分自身、子どもの頃は同じような症状がみられたものの、「診断も治療も受けないまま、自然によくなった」という親も少なくありません。そうした経験は、ときに「気持ちをしっかりもてば乗り越えられる」という考えにつながり、子どもに向けるまなざしをかえって厳しいものにすることもあるようです。

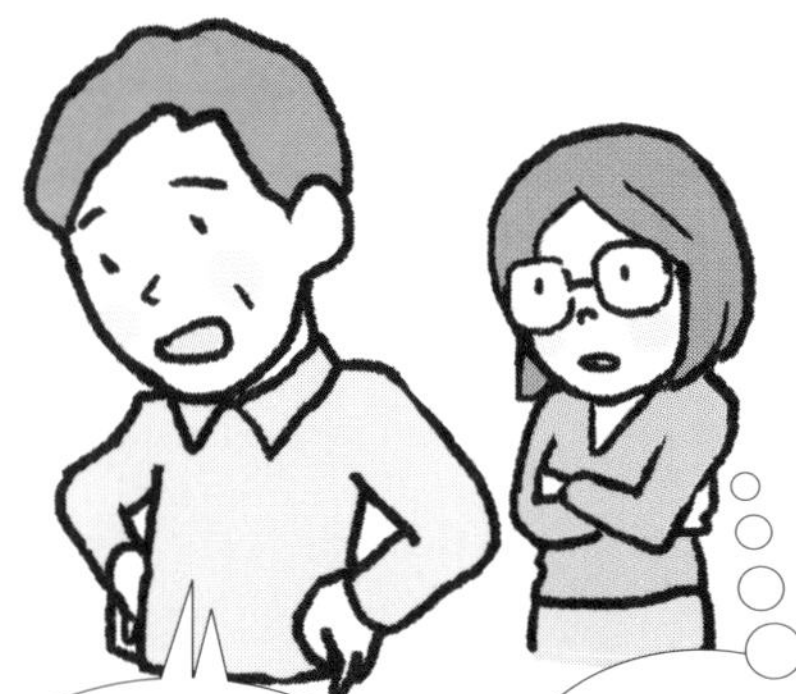

今がいちばん大事なときなんだから、がんばれよ
「病は気から」だぞ!
部活も勉強もあるから、忙しすぎるのかな
でも、みんなそうだもんなあ……

「体の病気」という理解が必要

昼近くまで寝ていて、学校も休みがち。家でダラダラ過ごしている子どもを前に、「怠けている」「サボっている」と苛立つ親御さんは少なくないでしょう。「夜更かしするから早く起きられない」というのも、一般的にはそのとおりです。

しかし、早く寝ようとしても眠れない、早く寝ても起きられない、がんばって起きられる日があっても続かないのが起立性調節障害（ＯＤ）です。体に問題が生じているために起こる症状であるという理解が必要です（→第２章）。

症状が軽い場合、ＯＤは特別な治療をしなくても回復していくこともあります。それは、周囲の叱咤激励によるものではなく、自然な経過ととらえられます。

なかなか改善がみられない場合には、原因を確かめたうえで、接し方を見直していく必要があるでしょう。

本当はこうなのかも

- 朝は調子が悪いが夜は元気、というのはODの典型的な「症状」のひとつ
- ゲームをして眠れないのではなく、眠れないからゲームをしているのかも
- ODでも「特別な日」だけはがんばれる（→P31）

小言・叱責・ネガティブな評価が増える

「やる気の問題」とする見方は、子どもの状態を「自分の意思でコントロールできるはずなのに……」ととらえることにつながります。小言が増え、ときには叱ることもあるでしょう。それでも子どもの様子が変わらなければ、ネガティブな見方も増えていきます。

早く寝ないから、起きられないんでしょ！

ゲームばかりしてないで、勉強したら？

好きなことしかしないっていうのは、どうかと思うよ

叱られても状態は変えられない

ODは、基本的には体の病気です。ODの症状は、たんなる寝不足や、生活習慣の乱れによるものではありません。

自分の意思でコントロールできないことは、いくら叱咤激励されてもできるようにはなりません。誤解に基づく小言、叱責の重なりで、追いつめられていく子どももいます。

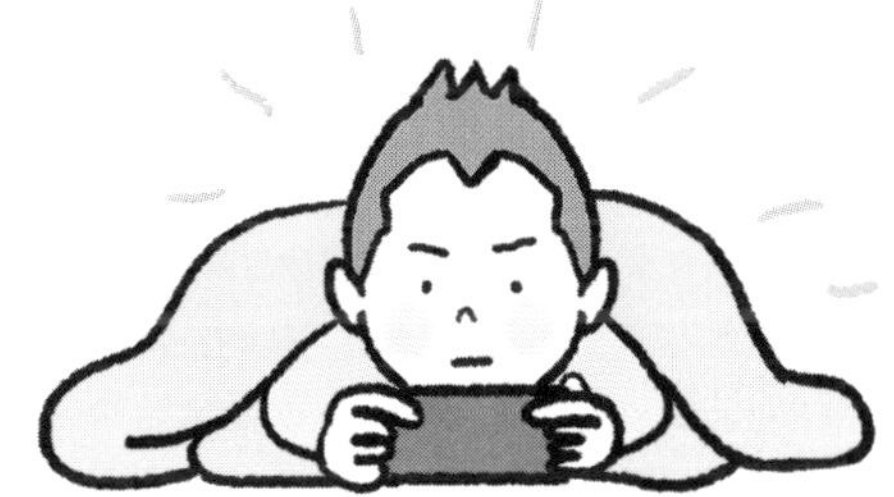

周囲の誤解②

「学校に行かない」のは「行きたくない」から?

子どもが学校を休む日が増えてくるにつれ、親の心配は募りがちです。本当は行けるのではないかと思い、「なんで行きたくないの?」と問い詰めたくもなりますが、そうしたとらえ方は誤解かもしれません。

よくあるパターン

朝になると具合が悪くなる子どもの様子をみて、多くの親は「いじめられているのでは？」などと学校でのトラブルを心配します。しかし、ほかの理由があるのかもしれません。

朝起きられない／朝になると調子が悪い

ODの場合は、身体的な問題——自律神経の調節不良がもたらす症状です。

学校に行きたくても、行けない

学校に行けないのは身体症状がつらいため。「行きたくない」わけではありません。

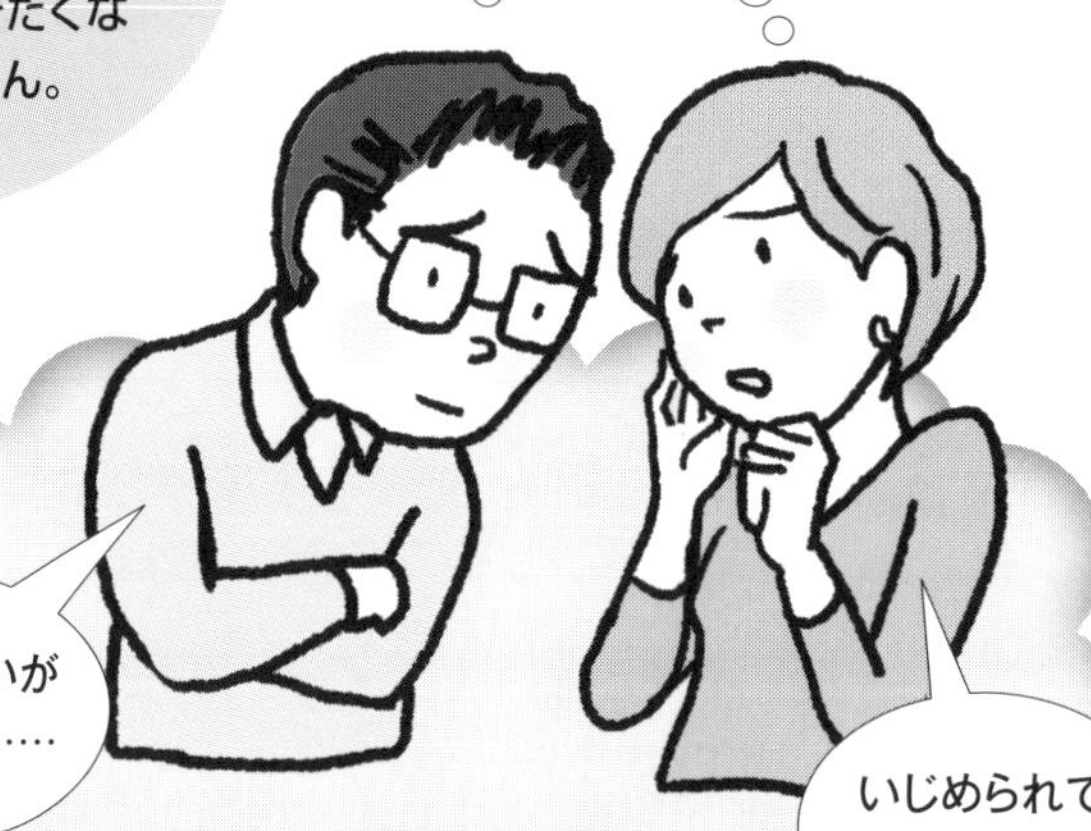
なにか学校でトラブルがあるに違いない
仮病の疑いが濃厚だな……
いじめられているのかも!?

学校に「行きたくない」から調子が悪いのだ、という誤解

「体の病気」という認識はなく、「学校に行きたくないから元気がないのだ」と考えがちです。たしかに、精神的なストレスでおなかや頭が痛くなったりすることはありますし、起立性調節障害（OD）の発症や症状の悪化に、ストレスが関連している場合もあります。

しかし、ODの症状自体は自律神経系の不具合で生じるもの。悩みごとがなくても症状は出ますし、悩みが解決すれば症状はなくなるというものでもありません。

「行きたいけど行けない」。「行きたくない」わけじゃない

起立性調節障害（ＯＤ）の症状が強い子どもは、遅刻や欠席をくり返すうちに、不登校になっていく場合が少なくありません。文部科学省によれば、「登校しない、あるいはしたくともできない状況にあるために年間三〇日以上欠席」した場合を不登校としています。中学生では、およそ二四人に一人が不登校の状態にあります（令和二年）。このうち三〜四割の子どもにＯＤがみられるといわれます。

体調不良による遅刻や欠席が増え始めたものの、なにが原因かわからないうちは、「行きたくない理由があるのかも？」という視点も必要でしょう。しかし、そうと決めてかかると、子どもは「わかってくれない」という思いを強めてしまうおそれがあります。

ＯＤの子どもの多くは、「学校には行きたい」のです。「具合が悪くて行けない」のであり、「行きたくないから具合が悪くなる」わけではありません。「行きたいけど、行けないつらさ」を理解し、対応していきましょう。

がんばって行っても、つらい

登校するだけで疲れがひどく、とくに午前中は授業に集中できないなど、登校してもつらい状態に。

遅刻だけでなく、欠席も増える

遅刻を先生にとがめられる、途中から教室には入りにくいなどといったことから、始業に間に合わない日はまるまる1日休むように。

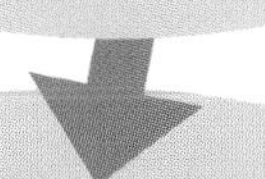

「行きたくない」に変化

欠席する日が増えると、学校に行っても授業についていけない、友だちともなじみにくいなど、「学校に行きたくない」という気持ちに変化していくことも。

子どもを問い詰める／親の心配・不安が募る

「なにかあったのでは？」と子どもに根ほり葉ほり尋ねても、子どもは語ろうとしません。理由がわからないまま、学校に行かない状態が続くと親の心配・不安は募る一方に。

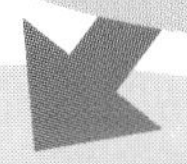

子ども自身の不安が増幅

成績や進路、将来への不安は子ども自身も強いもの。浮かない顔の親をみて、さらに不安が増したり、「親を悲しませる自分はダメな子」と自己否定感を強めたりしやすく、回復の遅れにつながることも。

本人の誤解①

「自分はダメ」という思いが回復を遅らせる

「みんなができることができないのは自分がダメな人間だから」「このまま治らない」「先がみえない」——自尊感情の低下や悲観的な思いは、回復を遅らせる要因になりかねません。

よくあるパターン

起立性調節障害（OD）の発症後、理由のわからない不調が続くうちに本人のなかに生まれやすいのが、「自分の努力不足」という誤解です。症状に苦しむ子どもが自分自身を責め、自尊感情を低下させていくほど、事態はこじれやすくなっていきます。

突然の発症に戸惑う

思いがけない体調不良に見舞われ、なかなか改善しない——不安や戸惑いが生じるのは当然です。

どうして
こうなって
しまったのか

もがく

症状に苦しみながらも、学校に通い続けようとします。

自分の
ふがいなさに
イライラする

うまくいかない

ODの症状が強い場合、「がんばり」だけでは克服できません。

がんばりたいけど
がんばれない

学校には行きたい
けれど行けない

周囲の激励、あるいは心配

まわりの人、親や学校の先生などからの叱咤激励、過剰な心配にさらされがち。

正しい理解に基づく「開き直り」が抜け出す鍵

病気なのだから、がんばれなくても無理はない。今はつらいけど、そのうちよくなる——早い段階でODについて正しく知り、ある種、開き直って現状を受け入れられれば、「自分の努力不足」という誤解は生まれにくくなります。

理由がわからないから自分を責めやすい

ケガや発熱なら、見たり触れたりすれば、「調子が悪いのも当然」と納得しやすいものです。足を骨折している子どもに「全力で走りなさい！」とはだれも言いませんし、子ども自身、「ギプスがとれるまでは走れない」と自分の状態を受け入れやすいでしょう。

ところが起立性調節障害（ＯＤ）は、見ても触ってもどこが悪いのかわかりません。わかりにくさ、見えにくさは、周囲の誤解を生みやすいだけでなく、本人が自分を責め、自尊感情を低下させるもとにもなりかねません。

ＯＤの症状は心理的な状態にも影響されます。子どもの自尊感情の低下は症状を悪化させ、悪化する症状がさらに自己否定感を強めるという悪循環に陥りやすくなります。だからこそ必要なのは、ＯＤという病気への正しい理解です。それこそが悪循環を止める鍵といえます。

どうせ私なんか……

学校に行けない自分はダメ

うるさい！黙ってて！

「自分がダメだから」という誤解

理由がわからないまま、症状に苦しめられる日々が続き、それに対して周囲からあれこれ言われるうちに、自尊感情は低下しやすくなります。

「自分はダメ」「ダメだから治らない」「高校や大学にも行けないかもしれない」などと、将来を悲観する気持ちも生まれやすくなります。

ODの子どもが示すいらだちは、自尊感情が低下し、自暴自棄になっている現れであることも

症状の悪化

先のみえない不安、自尊感情の低下は、症状の悪化をまねきやすく、症状の悪化がますます「自分はダメ」という思いを強めるという悪循環が起こりやすくなります。

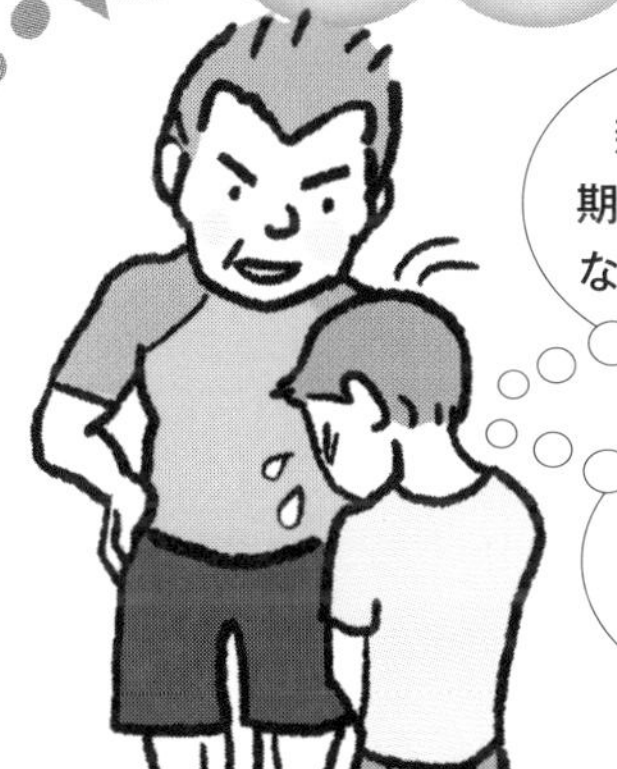
親や先生の期待に応えられない自分はダメ
がんばれない自分はダメ

本人の誤解②

デコンディショニング——動かないと動けなくなる！

だるくて動けないから、動かない。動かないうちに、ますます動けなくなっていく——起立性調節障害（OD）では、そんな悪循環が起こることもまれではありません。

よくあるパターン

はじめは起立性調節障害（OD）が調子の悪さの原因でも、出かけない、動かない生活が続けば、やがて過度の安静による弊害（デコンディショニング）のほうが大きな問題になっていくおそれがあります。

ODの症状

朝起きられず、なんとか起きても午前中は使いものになりません。

家にこもりがちに

学校を休む日が増えます。午後になり調子は上がってきても、学校を休んでいる手前、気軽に外出することはためらわれ、家にこもりっぱなしに。

運動量が不足

どこにも出かけず、家の中で座ったり、寝転んだりして過ごす時間が長いと、運動不足に。

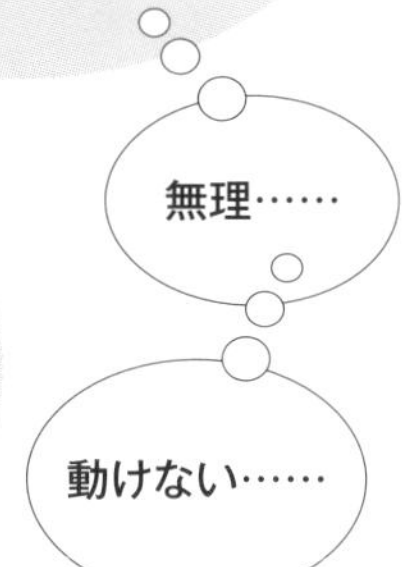

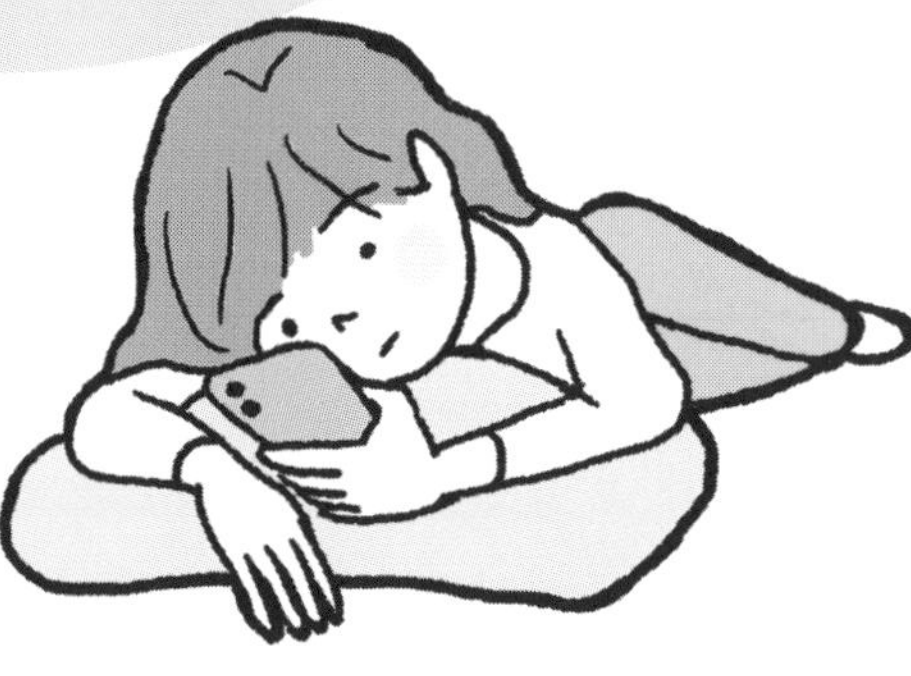

動かない生活が続くと過度の安静による弊害が

朝、起き上がろうとしても起き上がれず、学校を休んで家で過ごす時間が長くなると、「動かない」生活になりがちです。

動かない生活が続くことで心配されるのが、デコンディショニング、過度の安静による弊害です。

「起立性調節障害（OD）だから、だるくて動けない」のは、ある時期、ある時間帯においては確かにそのとおりなのですが、ODの場合、一日中「動けない」わけではありません。疲れやだるさは、じつはデコンディショニングが原因となっている場合もあります。

動けるときには積極的に体を動かし、デコンディショニングを防いでいきましょう（↓P60）。

過度の安静は大きな弊害をもたらす

体調を整えることを「コンディショニング」といいますが、デコンディショニングはこれと反対に体の調子が崩れていく、あるいは崩れている状態を指す言葉です。ODの子ども、とくに不登校を伴う場合には、デコンディショニングが状態の悪化につながる例が多くみられます。

体を使わないことで身体機能の低下が進むと、下記のようなさまざまな症状が現れやすくなります。これらの症状をまとめて「廃用症候群」といいます。

- 筋肉萎縮
- 呼吸機能の低下
- 筋力低下
- 起立性低血圧
- 骨粗しょう症

▼寝たきり（安静仰臥）の状態で生じる筋力の低下割合

初期は1日に約1～3%
↓
1週間で10～15%
↓
3～5週間で約50%

デコンディショニング

安静にしすぎると身体機能が低下し、調子を崩しやすくなります。この状態が続くと、「廃用症候群」になることも。

日常生活の自立度が低下していく

なにをするにも手助けが必要な状態になると、自発的な行動が減り、ますます運動不足に。

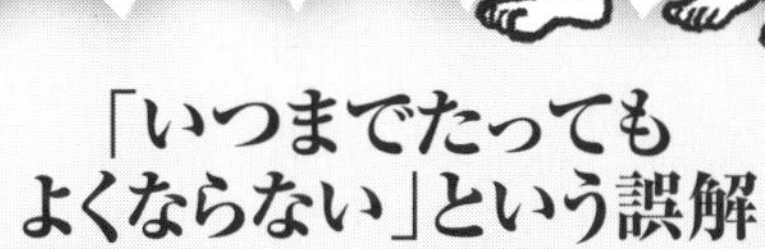

回復に時間がかかっている子どものなかには、歩くのもおぼつかないほど体力の低下がみられる子どももいる

「いつまでたってもよくならない」という誤解

ODと診断がついている場合はとくに、調子の悪さをすべてODのせいにしがちですが、もしかするとデコンディショニングの影響かもしれません。

COLUMN

「“おばけ”のせい」にすることで得られる意外な効用

「共通の敵」をもつと協力しやすくなる!?

「もうちょっとがんばればいいのに」「がまんが足りない」「やる気がないから」──起きられない、学校に行けない子どもの様子をみて、そんな思いをいだくこともあるでしょう。

起立性調節障害（ＯＤ）に限ったことではありませんが、子どもの状態がなかなか改善しないときには、「だれか」のせいにする気持ちが生まれやすくなるものです。子ども自身に向けられるだけでなく、「強い子に産めなかった私が悪い」などと、親が自分自身を責めるようになることもあります。

そんな状態に陥ったときには、心理学でいう「問題の外在化」をはかるのがおすすめです。悪いのは、ＯＤという病気、一種の「おばけ」にとりつかれたのだと考えてみるのです。

「朝起きられないのも、調子が悪いのも〝ＯＤおばけ〟のせい」とすると、共通の敵をもつ者どうし、結束しやすくなります。「〝ＯＤおばけ〟を撃退するにはどうすればいい？」と、親子で一致団結、協力関係を結びやすくなるでしょう。

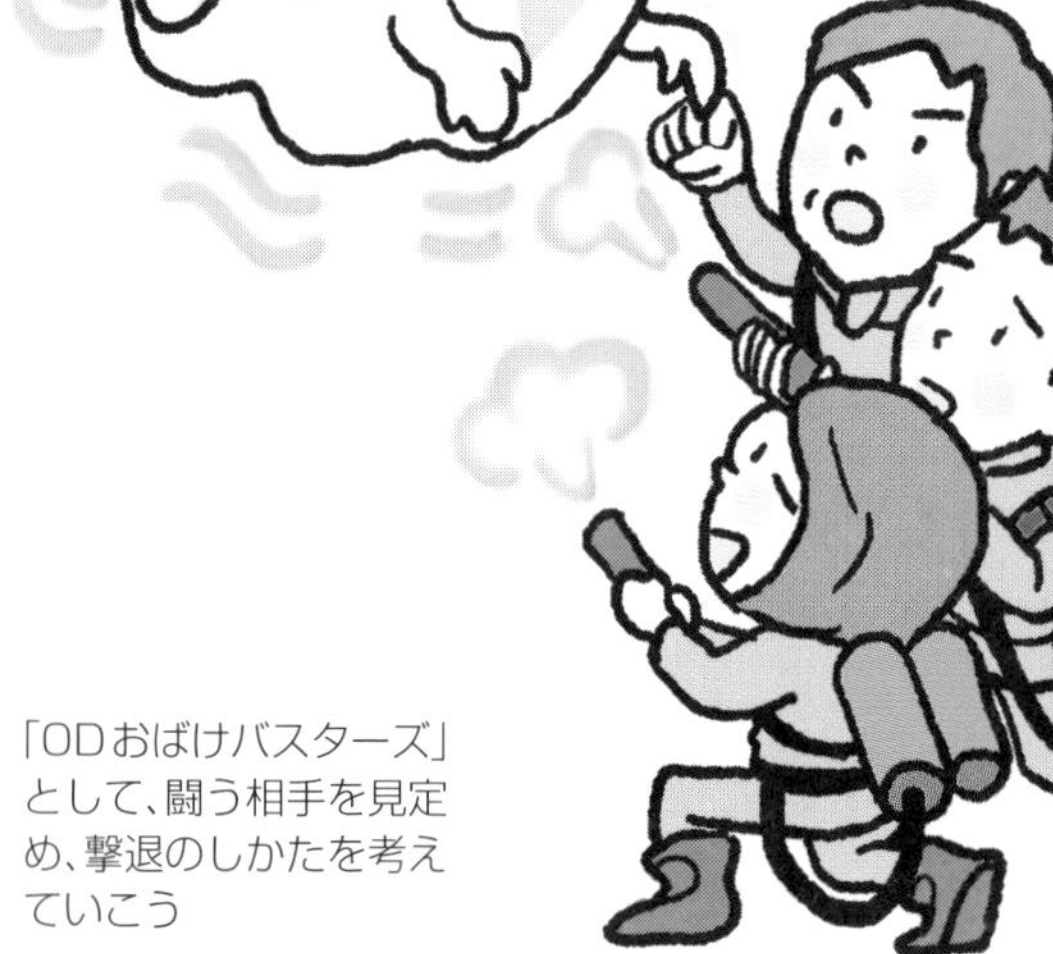

「ODおばけバスターズ」として、闘う相手を見定め、撃退のしかたを考えていこう

第2章

いったい、どんな病気なのか？

起立性調節障害（OD）のさまざまな症状は、
自律神経がうまく働かないことによって生じます。
本人のやる気の問題ではなく、体のしくみの問題です。
根本的な原因を知ることが、
適切に対応していくための第一歩です。

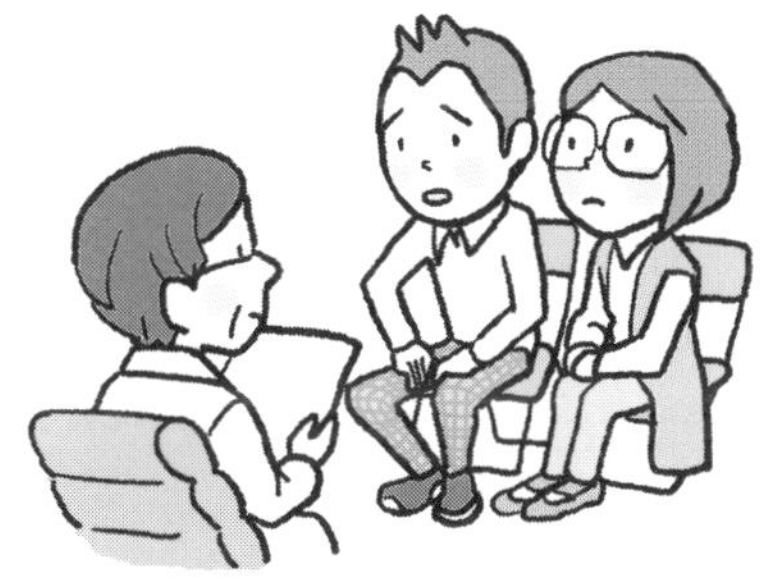

基本の知識

自律神経の本来の働きと特徴を知っておこう

起立性調節障害（OD）のさまざまな症状は、自律神経の働きの悪さがもたらすものです。では、本来、自律神経はどのように働くものなのでしょう？　ここで確認しておきましょう。

自律神経の特徴

心身の活動は、神経系のネットワークによって支えられています。このうち自律神経は、その時々に応じて体を最適な状態にするために働く神経です。

体の機能を自動調節

自律神経には、交感神経と副交感神経があります。異なる作用をもつこれら2つの神経系が適切なバランスで働くことで、体のさまざまな働きが調節されています。

意思とは関係なく働く

自律神経に指令を出す中枢は、脳の視床下部という部位です。意思とは無関係に、外部からの刺激や時間などに応じて働いています。

ストレスの影響を受ける

視床下部は、本能的な行動や情動（感情の動き）に基づく反応や行動にも深くかかわっています。ストレスが視床下部の働きに影響を与えることもあります（→P27）。

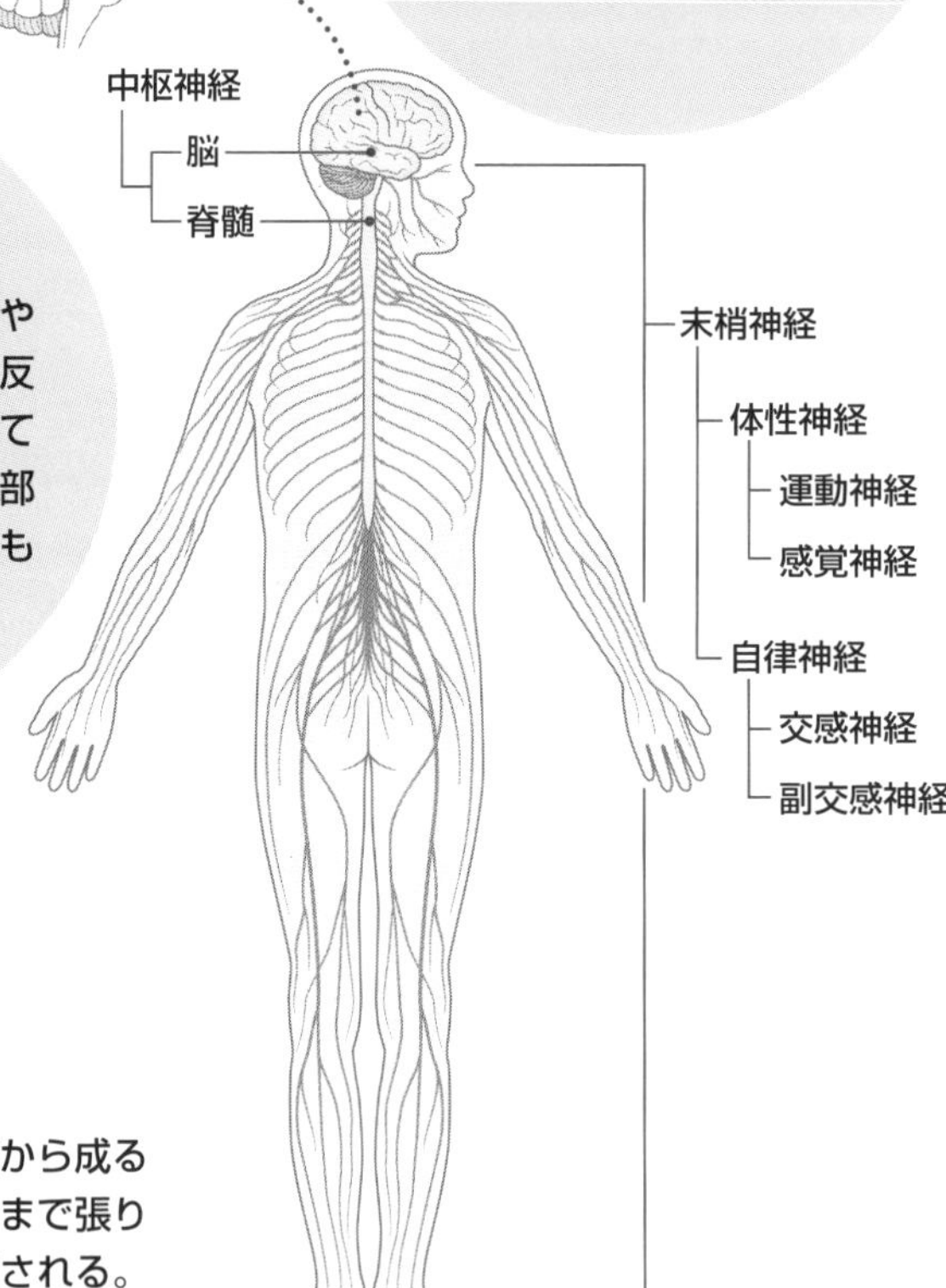

▶神経系の分類
体内の神経系は、脳と脊髄から成る中枢神経と、体のすみずみまで張り巡らされた末梢神経に大別される。自律神経は、末梢神経に分類される

相反する指令を出す2つの神経系

自律神経を構成する交感神経と副交感神経は、心臓や各種の内臓、血管など、体の各器官に対して反対の方向に働く指令を出します。指令の強さのバランスが変わることで機能調節がはかられます。

副交感神経

体を休め、リラックスした状態にする

- 心拍数や呼吸数の低下
- 末梢血管の拡張
- 血圧の低下
- 消化活動の促進など

迷走神経など
内臓の動きにかかわる

脳幹（延髄、橋）から伸びる迷走神経や、仙髄（脊髄の最下部）から伸びる骨盤内臓神経などが副交感神経として働く

骨盤内臓神経
生殖器や肛門にかかわる

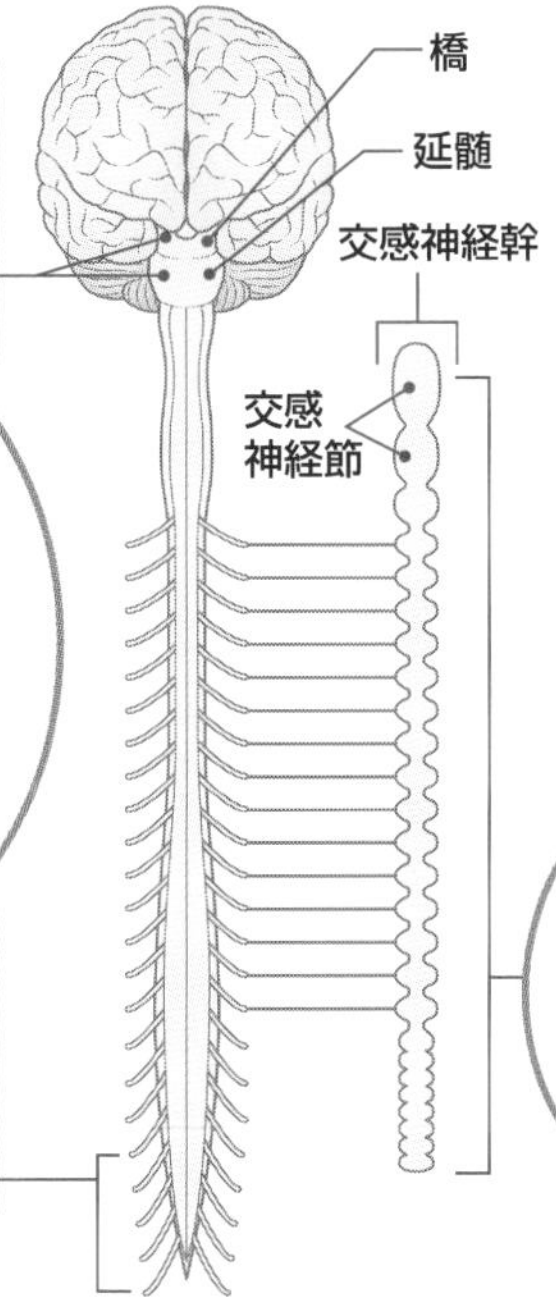

交感神経

体を活動に適した状態にする

- 心拍数や呼吸数の増加
- 末梢血管の収縮
- 血圧の上昇　など

脊髄の両脇にある交感神経幹の交感神経節から、体の各器官に交感神経が伸びている

▼両者の関係

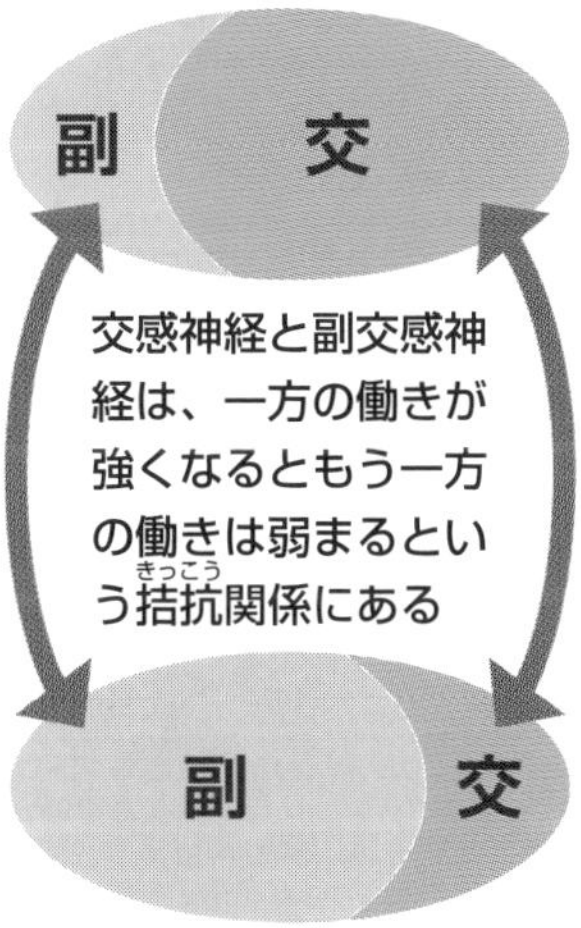

交感神経と副交感神経は、一方の働きが強くなるともう一方の働きは弱まるという拮抗関係にある

体の機能調節に欠かせない自律神経の働き

心臓の動きや消化にかかわる胃腸の動き、体温のコントロールなど、人間が生命を維持するうえで必要な体の機能の調節に欠かせないのが、自律神経の働きです。その働きに問題があると体の機能調節がうまくいかなくなり、不快な症状が現れやすくなります。

起立性調節障害（OD）でみられる症状も、自律神経の働きの悪さの現れです。自律神経の働きは、意思でコントロールできるものではありません。ODは、やる気の問題ではなく、体の病気としてとらえる必要があります。

体内で起きていること

血圧・心拍の調節不良が不快な症状のもと

血液が滞りなく循環し続けることで生命は維持されています。起立性調節障害（OD）では、血管や心臓の働きを調節している自律神経の働きが悪くなっているため、血液循環に問題が生じやすくなります。

姿勢の変化で起こること

姿勢を変えると血液の流れ方は変わります。姿勢を変えても体のすみずみに、とりわけ脳に十分な血液が送られるよう瞬時に調節できるかどうかが、症状の有無に関係します。

横になって寝ていれば血液の流れはスムーズ

血液を送り出す心臓と脳に高低差はほとんどなく、脳に流れ込む血液量も十分に保たれます。起立性調節障害（OD）があっても、横になって寝ているかぎりほとんど症状はありません。

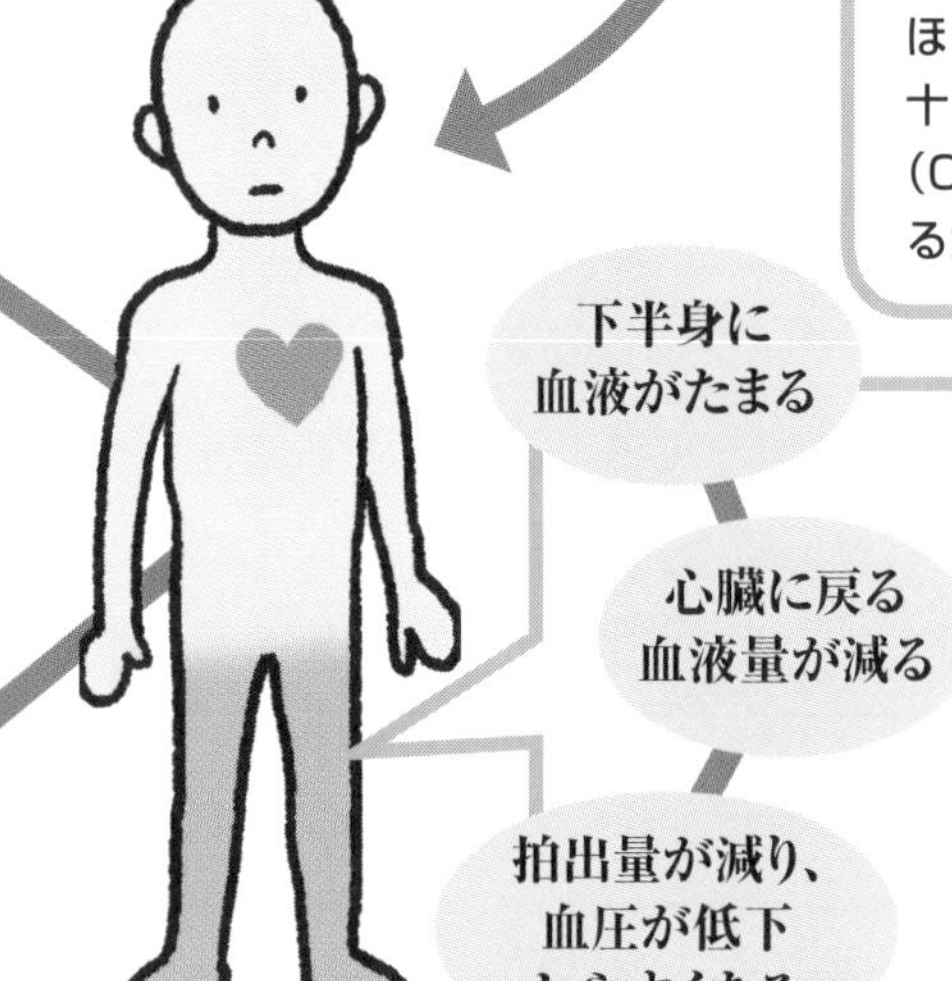

下半身に
血液がたまる
心臓に戻る
血液量が減る
拍出量が減り、
血圧が低下
しやすくなる

立ち上がると、下半身に血液がたまりやすくなる

体を起こし、立ち上がった姿勢になると、重力の影響で血液は下半身にたまりやすくなり、血圧が一時的に下がる傾向がみられます。こうした変化はだれにでも起こります。

自律神経の調節不全で脳血流が低下しやすくなる

体のすみずみまで血液を届けるには、心臓に十分な量の血液が戻ること、戻ってきた血液を心臓が一定のリズムで送り続けることが必要です。自律神経の働きに問題があると、その調節がうまくいきません。

起立性調節障害（OD）では、起立直後や起立中に血圧が低下することがあります。心臓が拍出する血液の分布がアンバランスになり、脳への血流が低下して、不快な症状をまねくもとになります。また、拍出量の不足をカバーするために心拍数が急激に上がり、それが不快な症状につながることもあります（→P38）。

用語の整理

拍動

心臓が収縮と拡張をくり返す動き。心臓の拍動（心拍）が動脈に伝わると「脈拍」としてとらえられる

拍出（量）

心臓の収縮時に血液を送り出すこと（送り出される血液の量のこと）

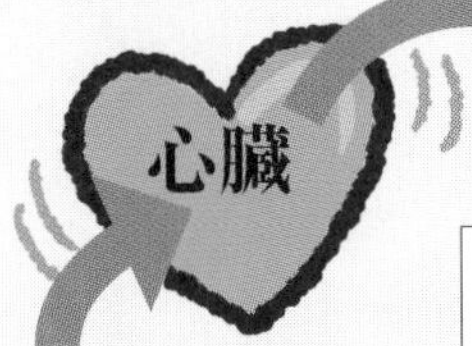

心拍数

一定の時間（通常は1分間）にみられる心臓の拍動の回数。通常は脈拍数と一致する

血圧

心臓が送り出す血液が血管の壁に与える圧力。同じところにかかる血圧は、心臓が収縮したときに最も高く（収縮期血圧）、心臓が拡張したときに最も低くなる（拡張期血圧）

▼健康な子どもの場合

とくに不快な症状はみられない

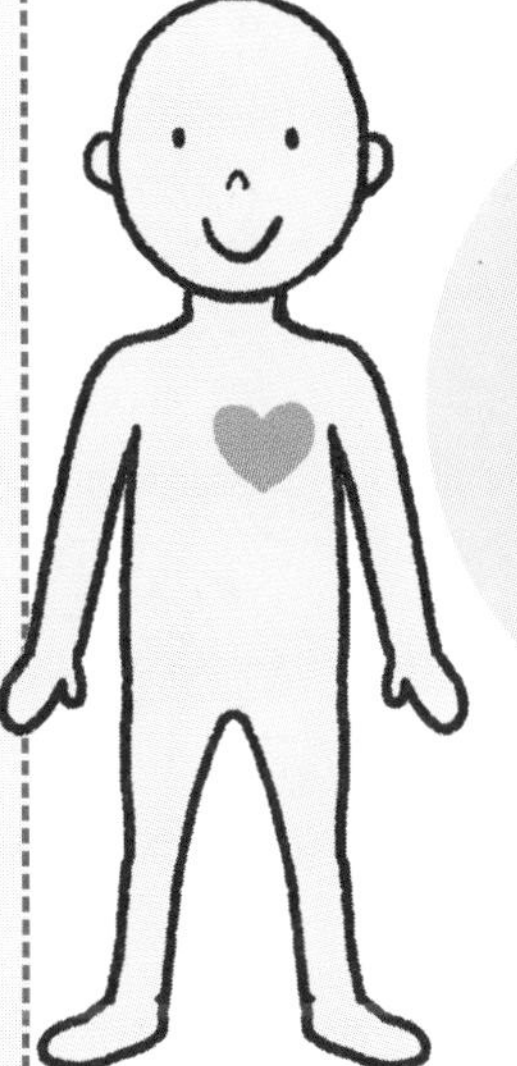

自律神経がすばやく調整

交感神経の働きが強まり、下半身の血管が強く収縮します。足を流れる血液が心臓に戻りやすくなり、血圧が回復。脳への血流も保たれます。

▼起立性調節障害の子どもの場合

立ちくらみやめまいなど、不快な症状が現れやすい

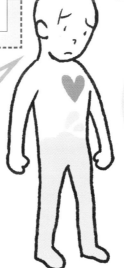

自律神経の働きが悪い

交感神経の働きが悪いと、血液は下半身にたまったままになりがち。脳への血流が低下するおそれがあります。

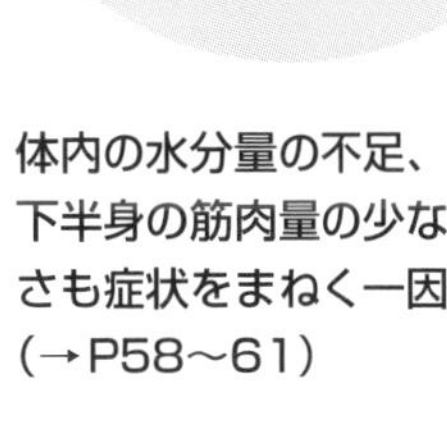

体内の水分量の不足、下半身の筋肉量の少なさも症状をまねく一因（→P58〜61）

集中力・思考力に影響することも

安静時、脳に流れ込む血液の量は、心臓が拍出する血液量の約15%、体内に取り込まれた酸素量の約25%は脳が消費しているとされます。脳への血流が少しでも減ると、脳は十分に働けなくなり、集中力や思考力が低下することもあります。

なりやすさ

思春期に多く、中学生の約一割にみられる

子どもから大人へ、体が大きく変化する思春期は、起立性調節障害（OD）が生じやすい年代です。「朝が極端に苦手」という場合には、根底に身体的な問題が隠れている可能性もあります。

起立性調節障害がある子どもの割合

起立性調節障害（OD）の発症は、小学校高学年くらいから増え始めます。症状の程度はまちまちですが、中学生では約1割にみられます。

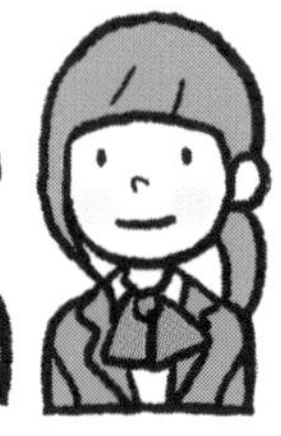
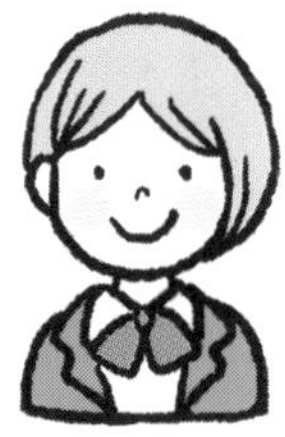

男女比は1：1.5～2。女子のほうがやや多い

小学生 約5％

中学生 約10％

軽症例を含めた有病率。生活に大きな支障をきたすような重症例は約1％（日本小児心身医学会による）

発症の1年後には約半数、2～3年後には約8割が回復しているが、重症の場合、大人になっても症状が残ることも（→P98）

高校生にも少なからずみられる

日本学校保健会が実施した、小・中・高校生を対象にしたアンケート調査では、ODの疑いがある高校生の割合は、中学生以上に高いという結果が出ています。その多くは中学生の頃に発症し、その状態が続いているのだと考えられます。

高校生以上の年齢になってから発症する例もないわけではありませんが、その場合は、異なる診断名がつく可能性があります（→P35）。

急激な身体的変化が生じると調節がうまくできなくなる

起立性調節障害（OD）は、自律神経の調節不全がまねく「体の病気」であり、小学校高学年以降の子どもに多くみられる病気でもあります。思春期にみられる急激

発症にかかわる要因

不明な点も多いのですが、発症に関与する要因として報告されているものもあります。

遺伝的な要因

ODのある子どものおよそ半数は、親もかつてODだったといわれます。ただし、親自身は自分が「起立性調節障害という病気だった」とは自覚していないこともあります。

急速な身体的成長

身長が高くなれば、心臓と足の間の距離は長くなります。急に背が伸びると、心臓に血液を戻すための調節がうまくいかず、血圧や心拍の調節不良が生じるおそれがあります。

ホルモンバランスの変化

思春期は性ホルモンの分泌がさかんになり、生殖機能が発達を遂げる時期です。ホルモンは体のさまざまな機能に影響を及ぼすため、ホルモンバランスが急激に変化すると、調節不良が生じやすくなります。

ウイルス感染

インフルエンザなど、ウイルス感染により体調を崩したあとに発症するケースも。

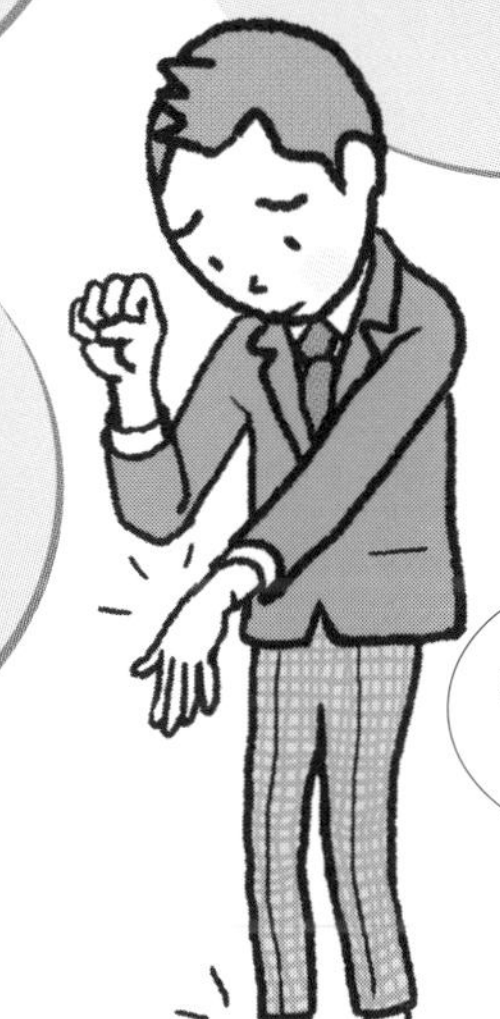

熱中症など

熱中症や発熱など、体温上昇が続いたあとに発症する例もあります。

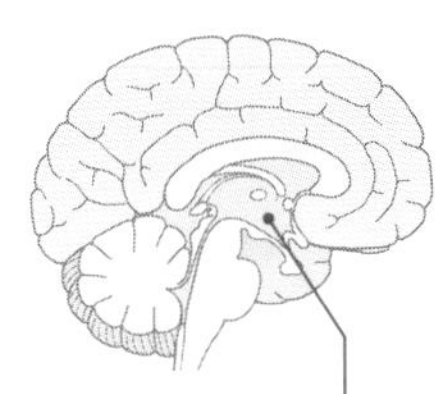

視床下部

自律神経の中枢であると同時に、ホルモン分泌や体温調節の中枢でもある。快・不快、怒り、不安、恐怖などの情動に基づく行動にもかかわっている

ストレス

心理的なストレスが、視床下部の働きを乱し、自律神経の調節不全をまねくこともあります（→P41）。

な身体的変化に自律神経の発達が追いつかないことが、調節不全に陥る最大の原因と考えられます。

自律神経の調節不全が解消されるまでにどれくらい時間がかかるかは個人差があります。しかし、身体的な成長が一段落すれば、その状態に適した調節もしやすくなります。実際、大半の子どもは、高校を卒業する頃までには症状が出にくくなります。

症状の特徴①

朝、起きられない。不登校につながりやすい

起立性調節障害（OD）の子どもの体のリズムは、学校生活を中心にした生活のリズムとずれています。どちらも簡単には変えられないため、「学校に行けない」という事態が生じやすくなります。

症状のもとにあるのは「リズムのずれ」

活動と休息をくり返しながら、私たちは生きています。学校生活を中心にした生活のリズムと体のリズムが合わないと、困った事態が起こりやすくなります。

▼健康な子どもの場合

朝、体の状態は休息モードから活動モードに。生活のリズムと一致しています。

夜には休息モードに切り替わる

起きてから16時間くらいすると、自然な眠気がやってきます。夜、眠っている間は副交感神経の働きが強まっており、心身の休息、回復をはかります。

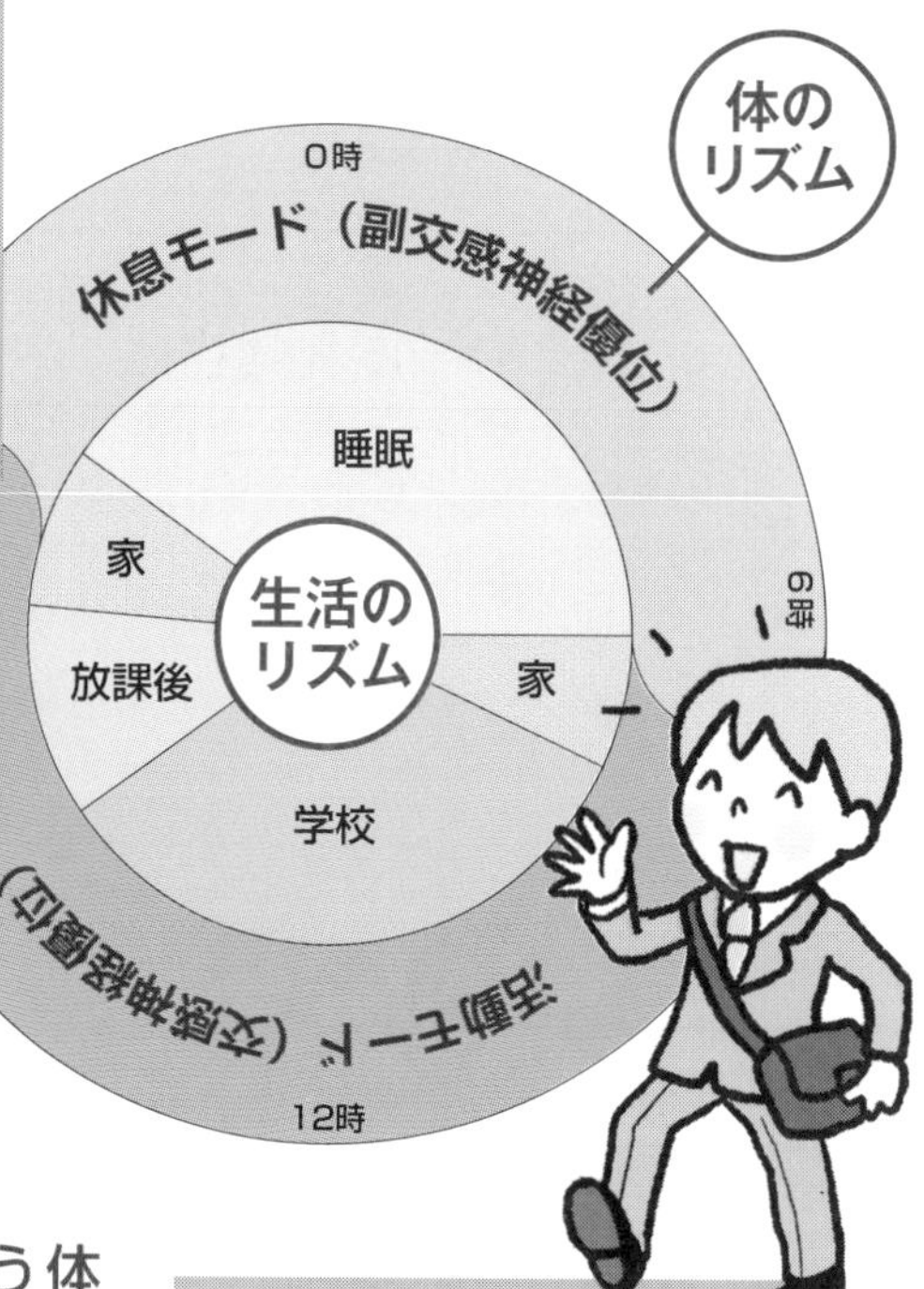

朝にリセット完了！

朝は、交感神経優位の活動モードに切り替わる時間帯。体内時計の1日の周期は本来24時間＋10分程度とされています。朝起きて光を浴びたり、朝食をとったりすることでリセットされ、1日24時間の生活リズムにそろいます。

体のリズムの切り替えがうまく進まない

私たちの体は、交感神経の働きが強まる活動に適したモードと、副交感神経の働きが強まる休息モードを自然にくり返しています。こうした体のリズムを調節する機能は「体内時計」といわれます。

学校生活を中心にした子どもの生活リズムは、日中は活動に、夜

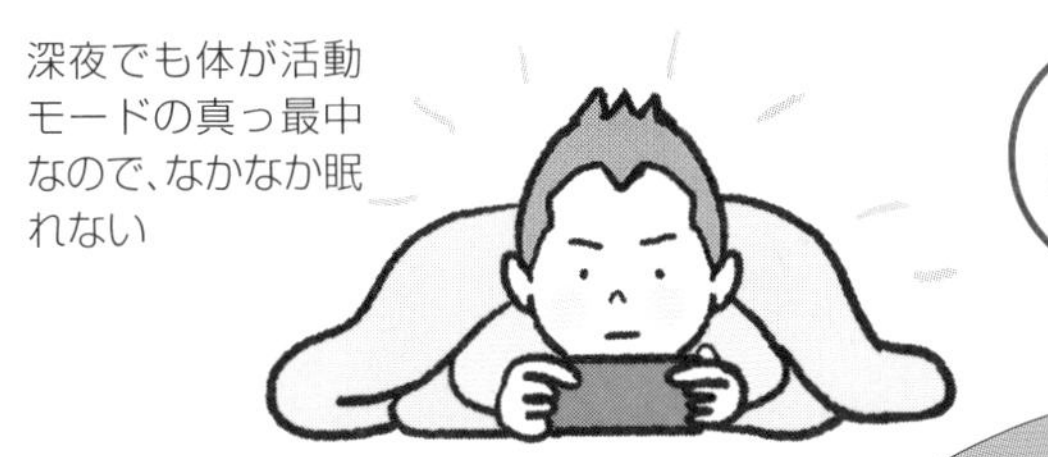
深夜でも体が活動
モードの真っ最中
なので、なかなか眠
れない

▼起立性調節障害の子どもの場合

生活のリズムと体のリズムがずれています。朝起きられない、起きても気分が悪い、頭痛や腹痛に悩まされるなど、不快な症状に見舞われがちです。

体のリズム

0時　6時　12時　18時

休息モード（副交感神経優位）

活動モード（交感神経優位）

生活のリズム

家　睡眠　家　家または学校など

朝になっても休息モードの真っ最中

自律神経がうまく働かないと、座って頭を起こした状態でも脳血流の低下が生じやすい

早く寝ようとしても眠れない

眠くなるのは起床のだいたい16時間後。起床が正午なら午前4時頃まで眠れないのは当然です。

午後からは活動モードに

ODの子にとっての「朝」は午後にやってきます。昼過ぎになれば、元気に過ごせることが多いでしょう。

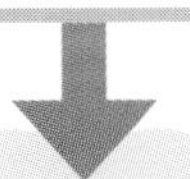

起きられない、授業についていけない、遅刻して行くのはいや……などということから、欠席が増え、不登校につながることも

朝〜午前中の体は休息モード

活動モードへの切り替えは困難です。朝なかなか起きられず、なんとか登校できても、体が休息モードのままなので集中力や思考力が低下し、授業についていけなくなることもあります。

は休息にあてられることで成り立っています。多くの子どもは、この生活リズムと、体内時計が刻む体のリズムが一致しています。

ところが起立性調節障害の子どもは自律神経の働きに問題があるため、体のリズムの切り替えがスムーズにいきません。通常の生活リズムとのずれが生じやすく、無理に合わせようとすると調子を崩しやすいのです。

症状の特徴②

気候・天候・気分で症状が左右されやすい

一日のなかで症状に変動がみられるだけでなく、季節によって、あるいはその日その日の天候などによっても症状に変化がみられるのも、起立性調節障害（OD）の特徴の一つです。

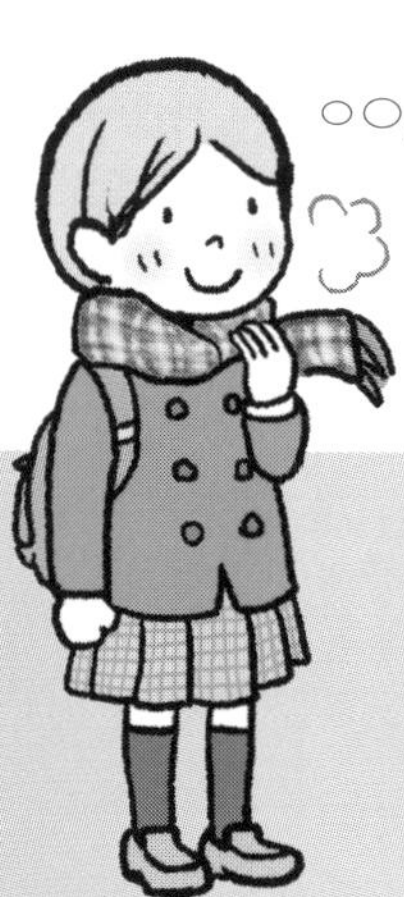

症状の現れ方の傾向

気温や気圧など気候、天候の変化に応じて、交感神経と副交感神経の働き方のバランスは変わります。それが症状の現れ方にも影響します。

症状が軽くなりやすい

寒い時期、気圧が高いときは交感神経の働きが活発になりやすいため、起立性調節障害（OD）の症状が軽くなる子どもが多くみられます。

症状が重くなりやすい

暑い時期、気圧が低いときは副交感神経の働きが優位になりやすく、血圧は下がりがち。症状が現れやすくなったり、悪化したりする傾向がみられます。

冬

最も寒さが厳しい時期。ODの症状は軽くなる場合が多い

春

気温が高くなるにつれ、症状は出やすくなる

梅雨に要注意（5月下旬～7月）

夏

ODの症状が現れやすい時期。夏場に発症する子どもも多い

くもりや雨の日（低気圧）

副交感神経が優位になりやすい。気圧が下がることで生じる空気中の酸素濃度の低下に対し、活動性を抑えるためと考えられる

暑さ

体温が高くなりすぎないように、末梢血管が拡張しているうえ、発汗により体内の水分が減り、循環する血液量が減ることも影響し、低血圧の傾向が強まる

蒸し暑く、雨天が続くことの多い梅雨時も調子を崩しやすい

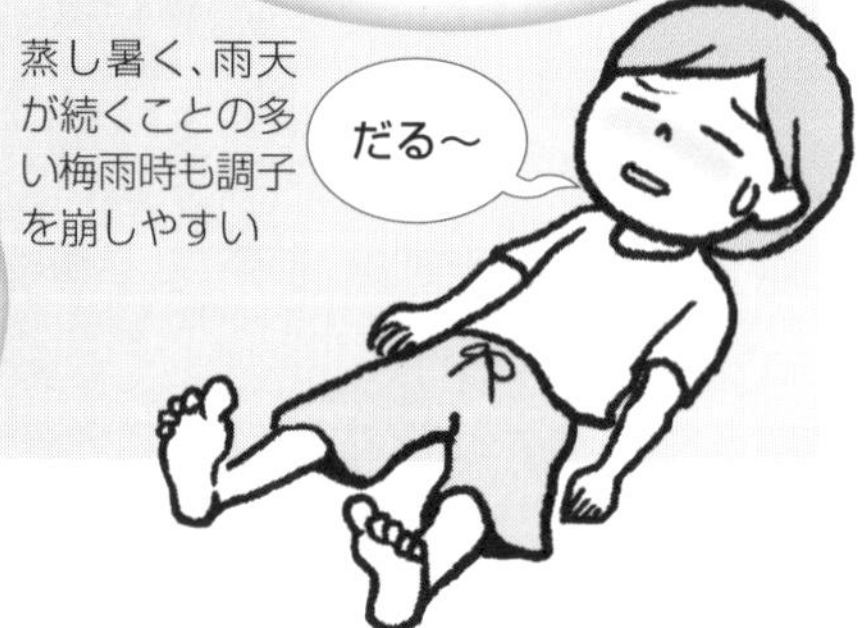

特別なイベントがある日は調子がよいことも

気候や天候にかかわらず、特別なイベントがある日だけは、パッと起き上がれて午前中から活動できるということは珍しくありません。

こうした子どもの様子とODであることは矛盾しません。特別なイベントを控え、緊張感が高まっているときは交感神経が優位の状態になりやすいので、起床時の症状が起こりにくくなるのです。

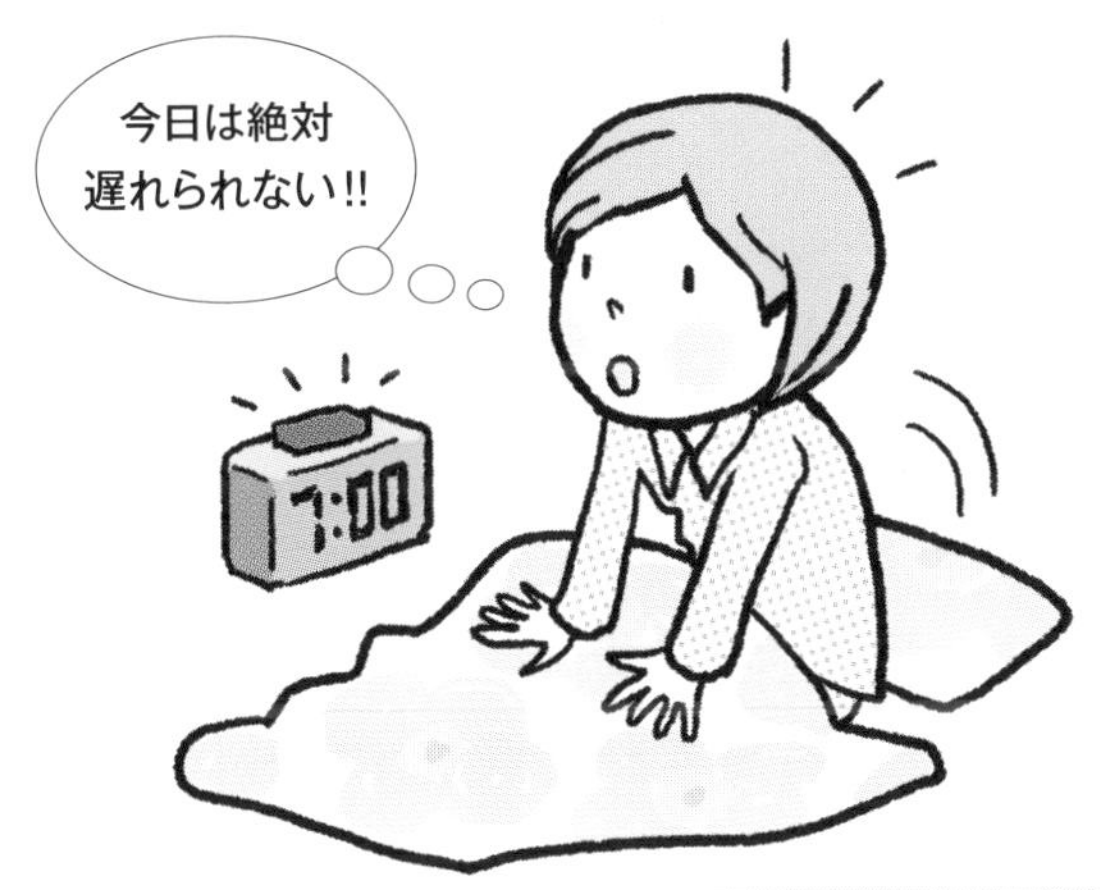

寒さ

体温が下がらないよう、交感神経が優位になり末梢血管は収縮する。血圧が高まりやすいのでODの症状の軽快につながる

晴れ（高気圧）

交感神経が優位になりやすい。空気中の酸素濃度、明るさなどが影響すると考えられる

秋

気温の低下とともに、症状は安定してくることが多い

台風に要注意（7月〜10月）

症状が一定しなくても不思議ではない

気候や天候が及ぼす心身への影響は「気象病」などといわれます。起立性調節障害（OD）には気象病としての側面もあります。

また、特別なイベントがあり、気分よく張り切っているときは症状が出にくい傾向もあります。しかし、ODの場合、何日もその状態を維持できません。調子がよかった翌日はきまって寝込むなどというのもよくあります。

症状が一定しないのはODの特徴の一つであり、不思議なことではありません。

区別が必要な病気

貧血や甲状腺の病気などはないか、確認が必要

生活リズムのずれだけでなく、自律神経の働きの悪さはさまざまな症状をもたらします。ほかの病気と間違われたり、逆に起立性調節障害（OD）と思っていたら別の病気だったりすることもあります。

似た症状でも原因が違う

起立性調節障害（OD）に似た症状を示す病気はいろいろあります。原因が違えば適切な治療法も異なるため、ODとの区別が必要です。

……ODでもみられる症状

鉄欠乏性貧血

動悸　息切れ　倦怠感　立ちくらみ

血液に含まれ、酸素の運搬役として働くヘモグロビンの合成には鉄が必要です。出血や鉄の摂取不足により体内の鉄が欠乏するとヘモグロビンが減り、体中の組織が酸素不足に陥るため、倦怠感などの症状が起こりやすくなります。

甲状腺機能低下症・亢進症

低下症：倦怠感　亢進症：頻脈

のどにある甲状腺から分泌される甲状腺ホルモンには、全身の代謝にかかわる重要な働きがあります。甲状腺の機能が低下しても、逆に高まりすぎても不快な症状をまねきます。

症状だけで本当の原因はわからない

不整脈

動悸　息切れ　倦怠感　めまい

心筋を動かす電気信号の乱れから、心拍のリズムや速さに異常が起き、脈が乱れた状態が不整脈です。まれですが、頻脈を認めるタイプの不整脈（WPW症候群）と診断がついた例もあります。

抗うつ薬の使用でODが悪化することも

起立性調節障害（OD）との区別が必要な病気のなかで、比較的多い鉄欠乏性貧血や甲状腺の病気は血液検査で、不整脈は心電図検査で確認可能です。

注意したいのは「うつ病」との区別です。ODの子どもは、その

発達障害と合併している場合の注意点

起立性調節障害（OD）と発達障害が合併している子どももいます。発達障害があり、なおかつODもあるという子どもの場合、不登校につながりやすい傾向がみられます。

発達障害は、脳の働き方の特性ゆえに困ることが多い状態です。特性に配慮した支援がないと、「うまくいかない」という経験を重ねやすくなります。人間関係でのトラブルをかかえていたり、忘れものが多い、注意散漫になりやすいなどといったことから、たびたび叱責を受けたりしていると、学校に行きたいという気持ちが高まりません。朝、調子が悪ければ「休む」となりがちです。また、こだわりの強さから、「遅刻はいやだ。朝から行けないなら、行かない」と、登校しないこともあります。

発達の特性をふまえたうえで、過ごしやすい環境整備を考えていく必要があります。

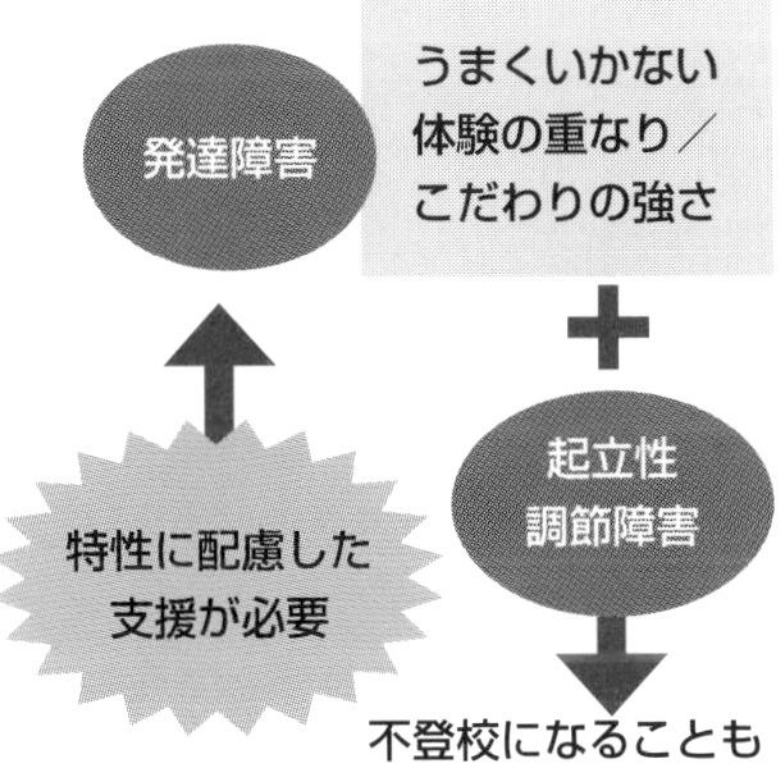

うつ病

動悸　落ち込み　イライラ　集中力の低下

うつ病は、脳内で情報をやりとりする際に必要な神経伝達物質のバランスが崩れ、脳の働きに問題が生じている状態です。

子どもがうつ病になることもあります。意欲や集中力の低下、夕方にかけて症状がやわらぐという日内変動がみられる点など、ODに共通する症状もありますが、原因が異なります。まずは小児科で相談し、必要に応じて児童精神科を受診するのも一法です（→P34）。

その他

強い不安のために学校に行けなくなったり、受診もできなくなっている場合は、「不安障害」の可能性もあります。また、「脳脊髄液減少症」や「小児慢性疲労症候群」などといった病気で体調不良が続くこともあります。

症状からうつ病と診断されることがあります。問題は、うつ病の治療に使われる抗うつ薬のなかには、眠気を強めたり低血圧を生じさせたりしやすいものがあるという点です。本当はODなのにうつ病として治療を進めると、状態はかえって悪化するおそれがあります。

ODは、その発症と経過に心理的な要因が強く影響する心身症としての側面が強い場合もあります（→P41）。しかし、根本的には体の病気です。正しい診断を受けることが大切です。

受診先

小・中学生なら小児科へ。専門外来もある

子どもの様子をみて「起立性調節障害（OD）かも？」と感じたら、医療機関の受診をおすすめします。子どもに多い病気なので、小児科で診断・治療される例が大半です。

年齢によって変わる受診先

起立性調節障害（OD）は小児科が中心となって診療をおこなっていますが、本人の年齢によっては他科の受診がすすめられます。

小学生（6〜12歳）

中学生（12〜15歳）

高校生（15〜18歳）

小児科

有病率が高いこともあり、ODは小児科領域ではよく知られた病態です。多くの小児科では、中学生までは初診を受け付けています。ODかそれとも別の原因か、診断を受けておくとよいでしょう。

小・中学生で「起立性調節障害」と診断を受けた場合、中学卒業後も、一定の回復がみられるまで診療は同じ科で経過をみてもらえることもあります。

起立性調節障害の専門外来

症状が重くなかなか改善しない、学校に行けない状態が続いているなどという場合は、起立性調節障害の専門外来を設けている医療機関を利用するとよいでしょう。

基本的には、多くのODの子どもをみている小児科医が診療にあたっていますが、高校生くらいの年齢でも初診を受け付けているところもあります。

インターネットで「起立性調節障害」「医療機関」「地域名」を入力して検索すると診察可能な施設が表示される。受診のしかたなどについては、各施設に直接、尋ねてみるとよい

早期診断、早期対応が悪化を防ぐポイント

起立性調節障害（ＯＤ）と考えられる場合でも、症状が軽ければ、診断も治療も受けないまま自然に回復していく例もあります。しかし、具合の悪さが続くようなら、隠れた病気がないかどうか確かめるためにも医療機関への受診がすすめられます。

早期に診断をつけ、早い段階から適切な対応を続けていくことは、ＯＤの悪化を防ぎ、また回復を促していくための大切なポイントです。

循環器内科／脳神経内科／心療内科

中学卒業後にODが疑われる症状が現れ始めたという場合、小児科の対象年齢を超えているため、ほとんどは成人の診療科を受診することになります。

血圧や心拍数の問題という点では循環器内科、自律神経の問題という点では脳神経内科、心理的な影響が大きい体の病気（心身症）という点では心療内科が適しています。いずれかの診療科で相談してみるとよいでしょう。

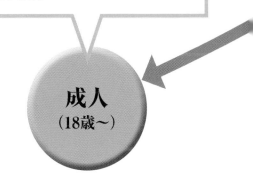

成人
（18歳～）

同じ症状でも、大人の病名は異なる!?

「起立性調節障害」という病名は、主に小児科領域で用いられるもので、同様の症状であっても、循環器内科などでは「起立性低血圧症」、あるいは「体位性頻脈症候群」「血管迷走神経性失神」など、起立性調節障害のサブタイプ名（→P38）が、そのまま診断名として用いられるのが一般的です。

まとめて「起立不耐症」といわれることもあります。起立不耐症は、その名のとおり「立っていられない状態」をまとめて指すときの呼び名であり、「調節障害」より広い概念です。

年齢が高くなれば、自律神経の調節障害という面だけでなく、心臓や血管そのものの問題で血流の調節不全が生じやすくなることもあります。子どもの起立性調節障害と、必ずしも同じにはとらえられません。

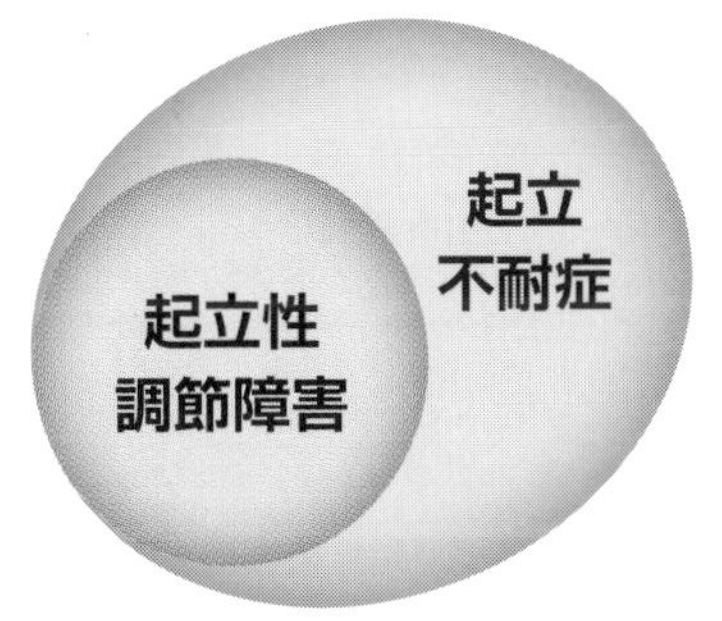

診断を受ける①

診断に欠かせない新起立試験（ODテスト）

起立性調節障害（OD）の診断には、起立時に生じる血圧や心拍の変化のしかたを確認する必要があります。そのために実施されるのが、新起立試験（ODテスト）です。

診断の流れ

起立性調節障害（OD）がもたらす症状の一つひとつは、さまざまな原因で生じるものです。症状だけでODとは断定できません。

ほかに原因はないか確かめたうえで、新起立試験（ODテスト）がおこなわれます。

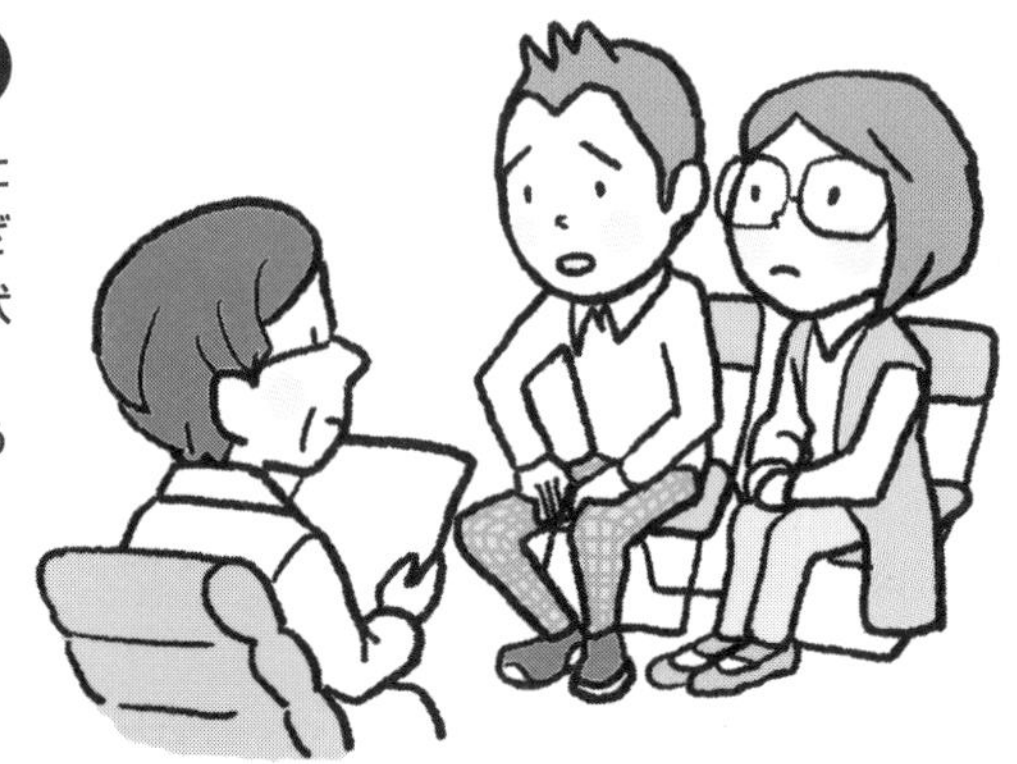

受診

（→P34）

問診票・質問票に記入

症状、これまでの経過、病歴、家族にODの人がいるかどうかなどを問診票に記入。心理的な影響をみるための質問票も使用される

診察

記入内容をふまえながら、医師が直接、子どもの様子をチェック

一般的な検査

症状のかげに隠れている病気がないか確認

■血液検査
貧血の有無、ホルモン分泌の状態、腎機能や肝機能などもみる

■エックス線検査
心臓や肺に異常がないか、確認する

■その他
必要に応じて、検尿をおこなうことも。また、心臓や脳の異常をさらに詳しく調べるために、心電図検査や、脳CT、脳MRIなどの画像検査が実施されることもある

思春期の年頃のめまい、立ちくらみは、鉄欠乏性貧血などでもみられる。血液検査は必ず受けておく

仰向けに横たわり安静を保つ（10分間）

起立前に3回程度、血圧・心拍を測定

■血圧と起立後血圧回復時間の測定
安静時と起立時の血圧を測定するほか、横になった状態から立ち上がることで一時的に低下した血圧が、再び安静時の血圧に戻るまでの時間（起立後血圧回復時間）を測定する（通常は20秒未満）

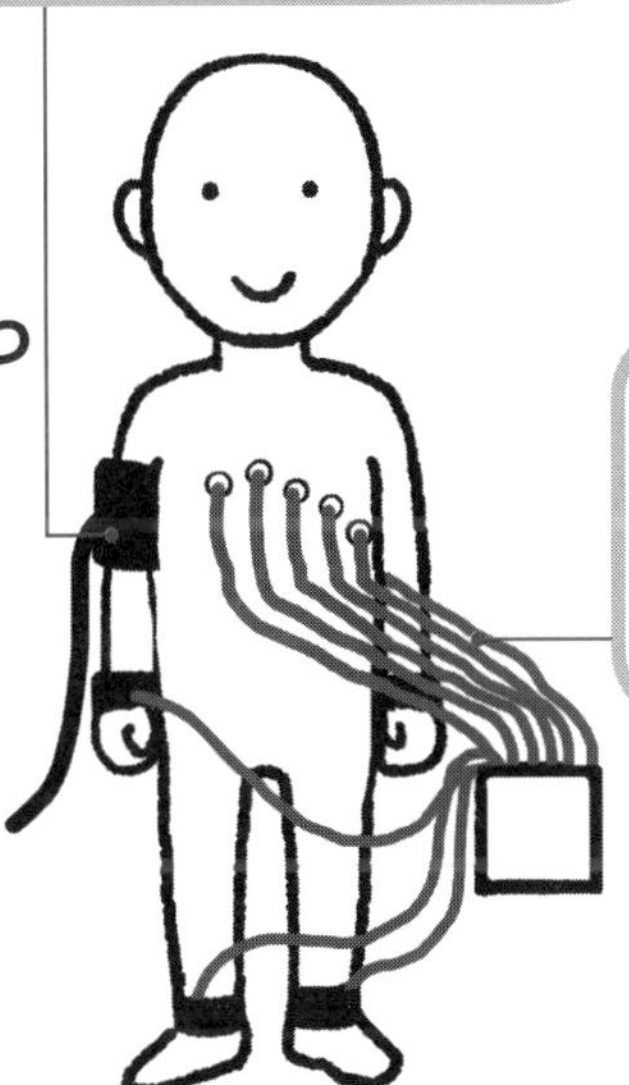

起き上がり、立った姿勢を保つ（10分間）

起立後血圧回復時間の測定後、数分ごとに血圧・心拍を測定

■心電図検査
安静10分後、起立10分後の心電図をとる

新起立試験（ODテスト）

ODの疑いがある場合に実施される検査。ODのサブタイプ（→P38）や重症度（→P40）の判定に用いられる

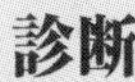

診断

ODで現れやすい症状がみられ、ほかに原因はないようならODと診断される。ODテストの結果からサブタイプも判断する

新起立試験は午前中に実施される

起立性調節障害（ＯＤ）の診断には、新起立試験（ＯＤテスト）が必須です。従来、おこなわれてきた起立試験に加え、起立直後に生じる低血圧を把握できるように改良した検査法が新起立試験です。

新起立試験は、調子が悪い時間帯に受けなければ正しい結果は得られません。相談だけなら時間を問いませんが、検査を希望する場合には、午前中、早めの時間帯に受診する必要があります。

なお、ＯＤと判定されない場合、すぐにＯＤを否定せず、経過をみることもあります。

診断を受ける②

血圧や心拍数の変化によって分けられるサブタイプ

同じ起立性調節障害（OD）でも、血圧や脈拍の変化のしかたはいろいろです。変化のパターンの違いによって分けられるサブタイプを確認しておくことも大切です。

主なサブタイプは4つ

新起立試験（ODテスト）で判別できる起立性調節障害（OD）のサブタイプは、4つあります。最も生じやすいのが起立直後性低血圧、次に多いのが体位性頻脈症候群で、あとの2つは比較的まれです。

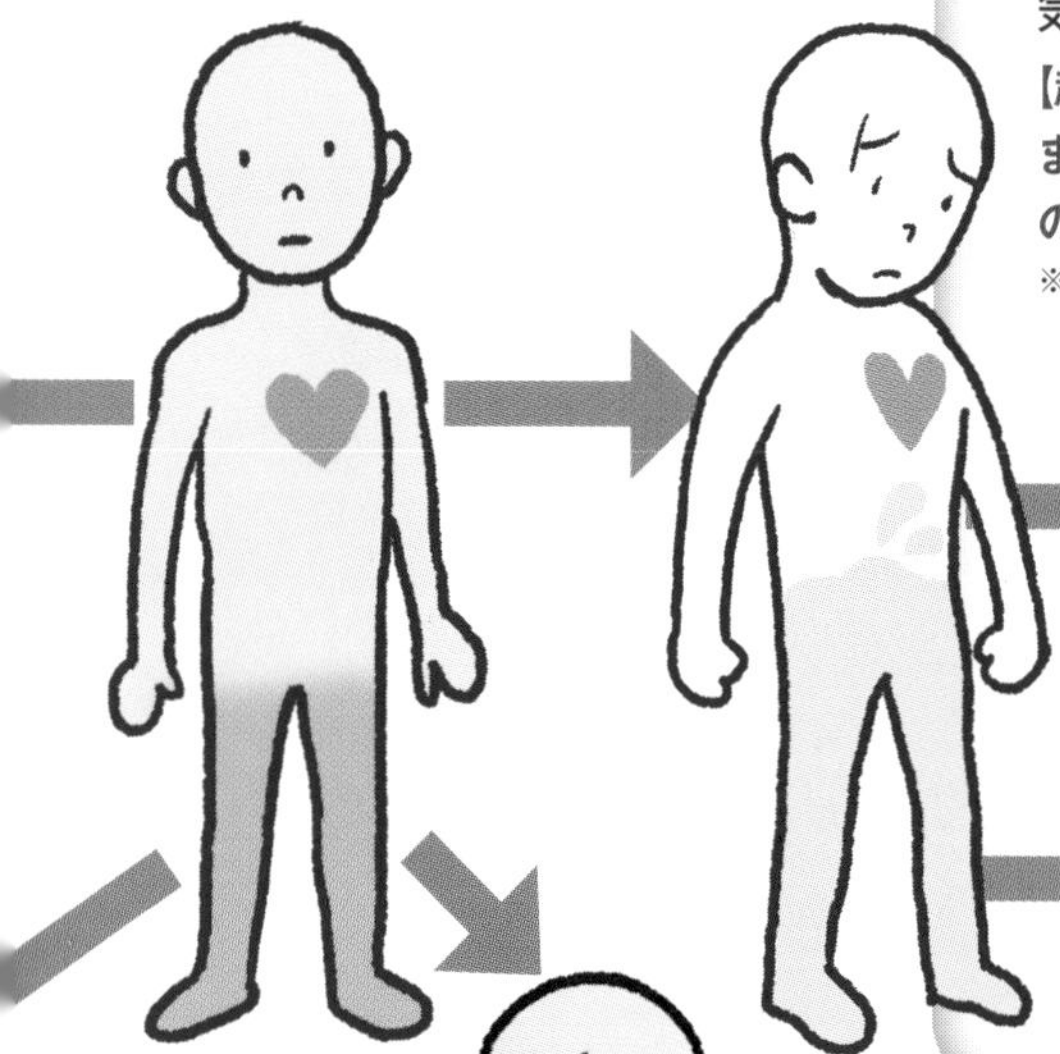

起立直後性低血圧
（INOH：InstantaNeous Orthostatic Hypotension）

起立直後にいちじるしい血圧低下がみられ、血圧がなかなか回復しないタイプ。脳血流の低下により、立ちくらみやめまい、気持ち悪さなどが生じます。

【起立後血圧回復時間25秒以上、または20秒以上かつ起立直後の平均血圧※低下が60%以上】

※非侵襲的連続血圧測定装置で求める数値

軽症の場合、徐々に血圧が回復し、症状は落ち着いていく

回復が遅れると失神することも

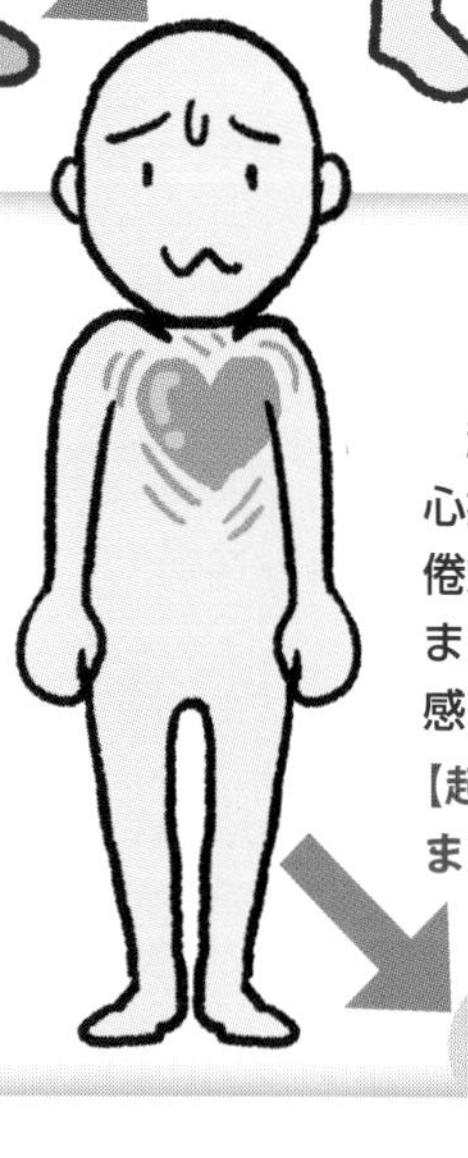

体位性頻脈症候群
（POTS：POstural Tachycardia Syndrome）

起立による血圧低下はみられませんが、心拍数がいちじるしく増加し、ふらつきや倦怠感、頭痛などの症状が現れやすくなります。多くの場合、本人は、意外と動悸を感じていません。

【起立後3分以後の心拍数が毎分115以上、または起立中の心拍増加が毎分35以上】

起立中、頻脈がずっと続くこともある

サブタイプの違いで対応が変わることも

通常、起立時には血圧が一時低下、心拍数は少し上がりますが、すぐに回復し、その後は血圧も心拍数も安定します。

起立性調節障害では、これとは異なる変化がみられます。どのような変化がみられるかで、サブタイプは分かれます。治療薬の選択など、対応が変わる点もあるので、サブタイプの確認が必要です。

血管迷走神経性失神
(VVS：VasoVagal Syncope)

起立中に突然に血圧が低下し、脳の血流不足が生じる結果、意識が薄れたり意識がなくなったりします。INOHやPOTSを伴う場合もあります。

なんか……
真っ暗……

起立中に突然意識を失い、倒れることも

▼その他のサブタイプ

ODテストで判別できないサブタイプとして以下の2つが知られています。あわせて起立性調節障害の15%ほどを占めているとされますが、診断可能な医療機関は一部に限られます。

脳血流低下型（起立性脳循環不全型）
起立直後の血圧・脈拍に異常はないのに、脳血流が低下する。診断には脳血流の分布を測る装置（近赤外分光計）が必要

過剰反応(hyper response)**型**
起立直後、一時的にいちじるしく血圧が上昇し、めまいなどの症状が出る。診断には、一心拍ごとの血圧を続けて測れる非侵襲的連続血圧測定装置が必要

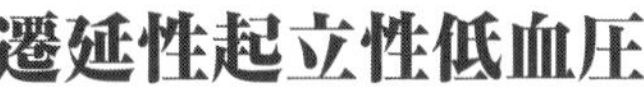

遷延性起立性低血圧
(delayed OH：delayed Orthostatic Hypotension)

起立直後ではなく、立ち姿勢が続くと血圧が低下し始めます。

【起立後3～10分経過してから、収縮期血圧が起立前より15%以上低下、または20㎜Hg以上低下】

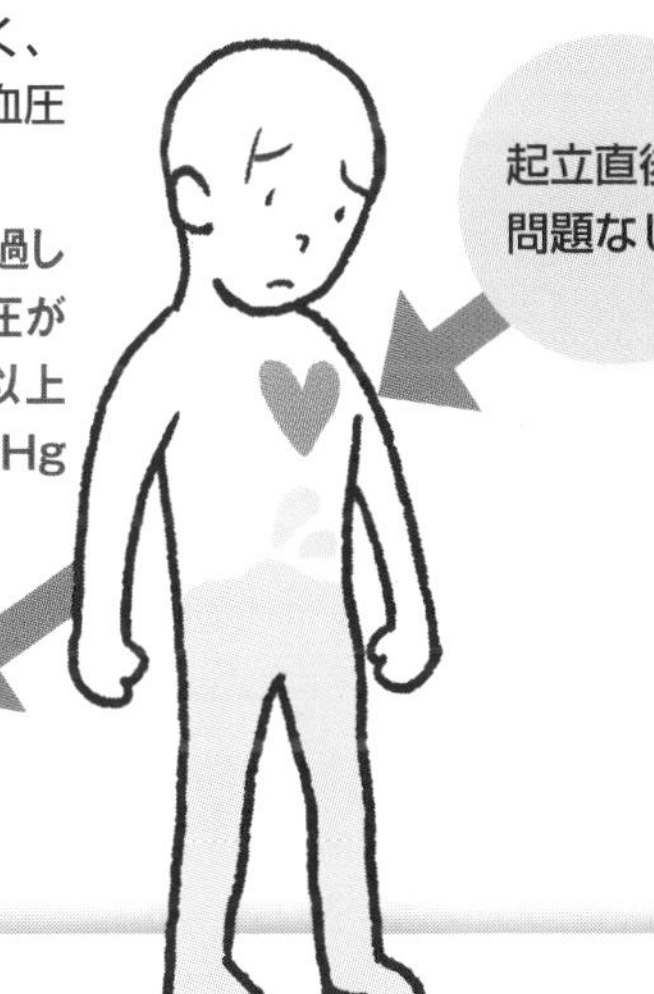

診断を受ける③

重症度や、心の状態が及ぼす影響を確認

適切に対応していくためには、症状の重さや、心理的な状況がどのくらい症状に影響を及ぼしているかをみていく必要があります。

身体的重症度の判定基準

新起立試験（ODテスト）で判明した結果や、症状、日常生活の状況を勘案して重症度を判定します。

	身体的重症度		
	軽症	中等症	重症
起立直後性低血圧（INOH）	軽症型 血圧が回復するタイプ		重症型 起立後3～7分に収縮期血圧低下が起立前の15%以上を持続
体位性頻脈症候群（POTS）	起立時心拍≧115 または心拍増加≧35		起立時心拍≧125または心拍増加≧45
血管迷走神経性失神（VVS）	INOHまたはPOTSを伴わない		INOHまたはPOTSを伴う
症状や日常生活状況	時に症状があるが、日常生活、学校生活への影響は少ない	午前中に症状が強く、しばしば日常生活に支障があり、週に1～2回遅刻や欠席がみられる	強い症状のため、ほとんど毎日、日常生活、学校生活に支障をきたす

（日本小児心身医学会編『小児心身医学会ガイドライン集　改訂第2版』より作成）

遷延性起立性低血圧については、重症度の判定基準は定められていません。症状の現れ方や日常生活への影響の及び方などに応じて対応を考えていきます。

「心のケア」の必要性をチェック

身体的な症状の発症や悪化に、心理的なストレスが関与している病気を「心身症」といいます。起立性調節障害（OD）は基本的には体の病気ですが、その症状は心の状態にも大きく左右されます。心の状態によっては心身症の一つとしてとらえ、ストレスを緩和させる方法も考えていく必要があります。

身体的な機能障害（OD）

心身症としてのOD

心身症

心理的なストレスが身体的機能に影響し、体の症状として現れている状態

▼心身症としてのOD診断チェックリスト

起立性調節障害であることは確かでも、以下の項目のうち、4つ以上に該当すれば、心身症としての側面が強いと考えられます。

- □ 学校を休むと症状が軽減する
- □ 身体症状が再発、再燃をくり返す
- □ 気になることを言われると症状が悪化する
- □ 1日のうちでも身体症状の程度が変化する
- □ 身体的訴えが2つ以上ある
- □ 日によって身体症状が次から次へと変わる

（日本小児心身医学会編『小児心身医学会ガイドライン集　改訂第2版』より作成）

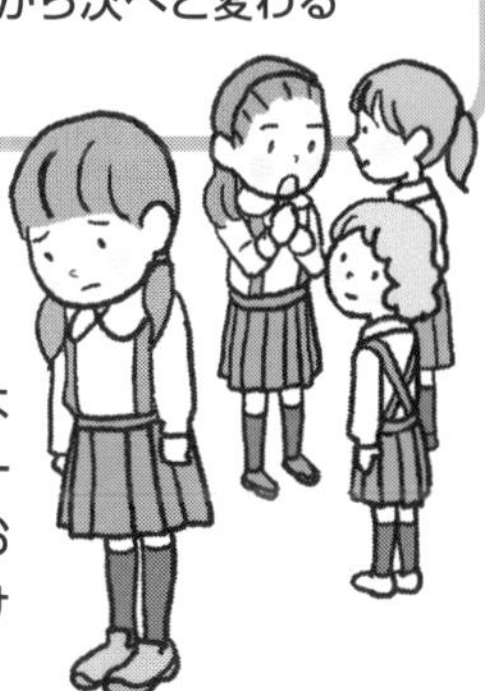

チェックリストで4つ以上当てはまるような状態になる以前から、心理的サポートは大切。学校生活や人間関係などにおいて、子どもが強いストレスを感じ続ける状況をつくらないようにする

体と心の重症度は必ずしも一致しない

起立性調節障害（ＯＤ）という病名は同じでも、すべての子どもに同じように対応していけばよいわけではありません。症状の重さによっては薬物療法を検討したほうがよいこともあります。また、発症や症状の悪化に、心理的なストレスが大きく影響しているようなら、その対応も必要です。詳しい診断を受けることで、今、本人はどのような状態にあるのかがわかり、対応を考えやすくなります。

注意したいのは、体の症状の重さと、心の具合の悪さは必ずしも相関しない点です。検査結果からは軽症とされても、心理的な負担を大きく感じている場合、回復に時間がかかることもあります。

対処の方針

基本は理解と生活の工夫。服薬は補助的な手段

起立性調節障害（OD）であることが明らかなら、症状を出にくくするための工夫を重ねながら様子をみていくのが基本です。治療薬はあくまでも補助的な手段です。

状態に合わせて組み合わせる

起立性調節障害（OD）には残念ながら特効薬がありません。しかし、症状の緩和につながると考えられる方法は複数あります。症状の軽重にかかわらず必要な基本の対応策のほかは、個々の子どもの状態、状況に応じて、適切な方法を組み合わせていきます。

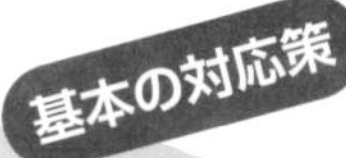

疾患の理解

ODは根性で治せるものではなく体の病気であることなど、本人や家族が病気を正しく理解すれば不適切な対応は避けられます。悪化を防ぐ大切なポイントです。

- いたずらな不安を取り除く
- 見通しをつける

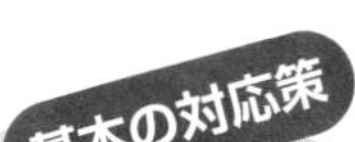

生活のなかでできる工夫（非薬物療法）

ODへの対応は非薬物療法が中心です。疾患への理解が深まると、「なぜこの方法がよいのか」も理解しやすくなります。

- 起床のしかた、立ち上がり方、立ち方の工夫
- 水分のとり方、食事の注意
- 十分な睡眠時間の確保
- 昼夜逆転があれば、徐々に生活リズムを修正
- 適度な運動
- 低気圧への対策（くもり、雨、梅雨、台風）
- 暑さ対策
- 安心できる居場所（環境）の調整
- 身体面・心理面のサポート

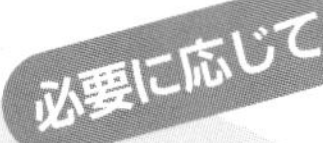

学校との連携

遅刻や欠席がみられる、授業に集中できない様子がみられるなど、学校生活に影響が出ているようなら学校との連携は必須です。

- 学校生活のなかでの居場所（環境）の調整
- 学習面のフォロー、進路指導

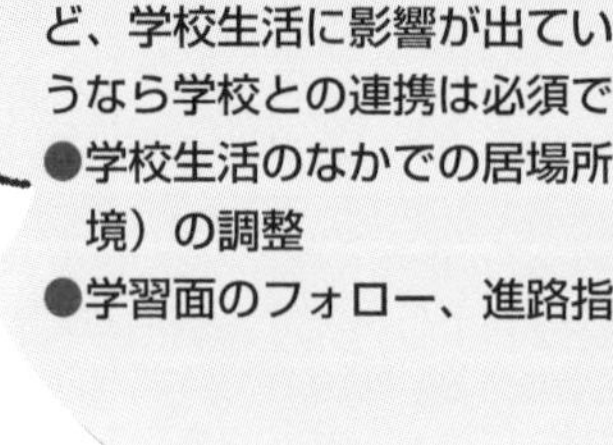

医師に診断書を書いてもらい、学校側に提出するとよい(→P88)

定期的に通院しながら様子をみていく

起立性調節障害と診断されたあとは、通常2週間～1ヵ月に1回程度通院し、医師から生活面でのアドバイスを受けたり、薬物療法をおこなう場合は薬を調整してもらったりしながら、様子をみていきます。

なかなか改善がみられないと、本人が受診をいやがるようになることもあります。そのような場合は、無理に連れ出そうとせず、親だけで相談に通うのでもかまいません。親の気持ちの安定をはかるためにも医療機関は上手に利用していきましょう。

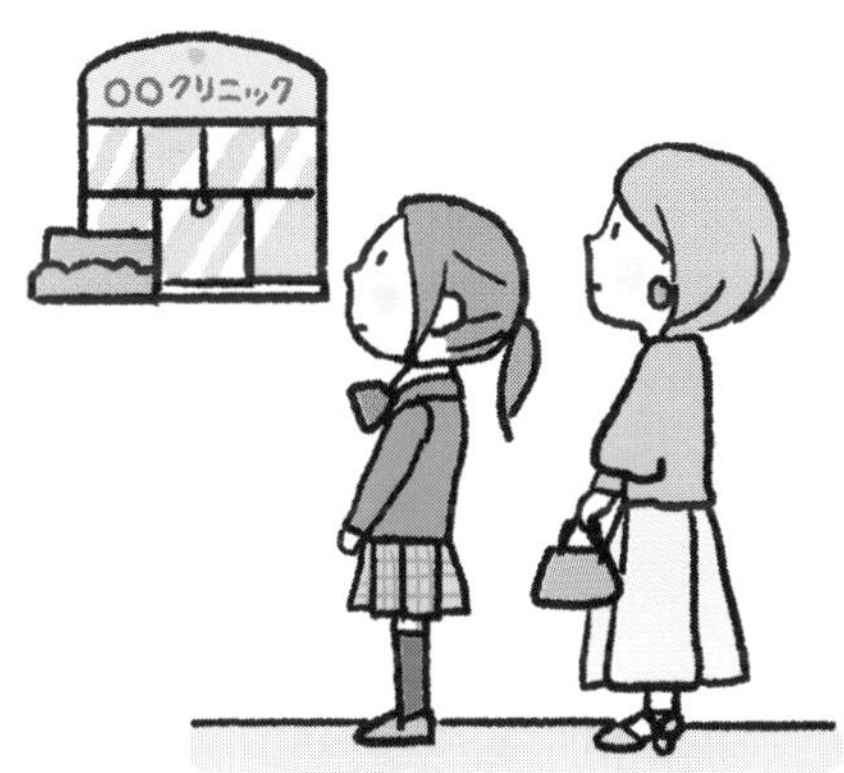

できれば親子でいっしょに通院

必要に応じて
薬物療法

薬を使わずに対処していける場合もありますが、症状の程度によっては治療薬の使用も考えます。

薬物療法は、その他の対応とともに進められるもの。服薬しているだけで高い効果を得られるわけではありません。

必要に応じて
心理療法

心のケアが必要と考えられる場合に検討されます。心理療法の基本はカウンセリングです。カウンセリングは、専門的な訓練を受けた人が傾聴・助言をおこない、次に進む道をさがしていく治療技法です。

いきなりカウンセリングの場に連れていくのではなく、本人の同意を得てからにします。

症状や本人の気持ちに沿った対応を考える

同じ起立性調節障害（ＯＤ）と診断された子どもでも、百人いれば百通りの経過があります。軽症であれば、非薬物療法のみでやり過ごせることもあります。

症状だけでなく、本人や家族が現状をどうとらえているか、気持ちや生じている問題などもそれぞれ異なります。本人の話をよく聞き、その気持ちを尊重し、最適な対応を重ねていくことが必要です。

ODの治療に用いられる主な薬

薬を用いる場合には、ある程度長期的に服薬します。中止する場合には、急にやめるより徐々に減らしていくほうがよいこともあるので、主治医の指示に従いましょう。

※血管迷走神経性失神(VVS)でINOHやPOTSを伴う場合はこれらの薬を用いることもある。VVSのみの場合や、その他のサブタイプについては現時点で有効な治療薬はない。非薬物療法(姿勢・水分摂取など)で対応する

ミドドリン塩酸塩

〈商品名〉メトリジン、メトリジンD錠、ミドドリン塩酸塩錠など

〈効果〉血管を収縮させて血圧を上げる

〈用い方〉起立直後性低血圧（INOH）や体位性頻脈症候群（POTS）で最初に用いる薬。起床30分～1時間前に服用。口に含むだけで溶ける薬もある（メトリジンD錠）。改善しなければ増量するか、回数を増やす

〈注意点〉起床前に服薬したら、一定時間内に起きることが大切。起床が遅れると薬の作用は低下する。副作用は少ないが、まれに頭痛や動悸などが生じる

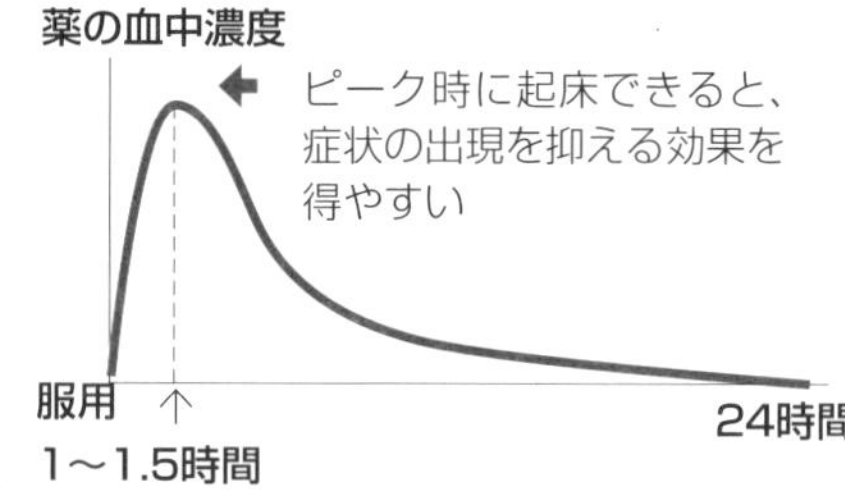

改善しない

INOH / POTS

メチル硫酸アメジニウム

〈商品名〉リズミックなど

〈効果〉交感神経の機能を促進させて、血圧を上げる

〈用い方〉起床時に服用

〈注意点〉POTSでは動悸の悪化などがみられることがある

プロプラノロール塩酸塩

〈商品名〉インデラル

〈効果〉心拍数を低下させ、血管を収縮させて動悸を抑える

〈用い方〉低血圧など必要に応じて起床時にミドドリン塩酸塩と併用

〈注意点〉気管支ぜんそくがある場合は禁忌

その他

●漢方……症状に合わせ処方されることもある

循環虚弱型（めまい、立ちくらみ、動悸などの症状が中心）⇒半夏白朮天麻湯（はんげびゃくじゅつてんまとう）

胃腸虚弱型（食欲不振や腹痛などが目立つ）⇒小建中湯（しょうけんちゅうとう）

精神身体型（精神的ストレスが強い）⇒柴胡桂枝湯（さいこけいしとう）

上記無効の場合は、補中益気湯（ほちゅうえっきとう）、苓桂朮甘湯（りょうけいじゅつかんとう）

●ビタミンB_{12}（商品名　メチルコバラミン）……血液や神経機能とのかかわりが深いビタミン。欠乏すると神経障害や貧血をまねくおそれがあるとされる

ODでは頭痛が強く現れる場合も多い。通常はアセトアミノフェンや非ステロイド性消炎鎮痛薬(イブプロフェンなど)が使用される。それでも効かないようなら、頭痛専門外来で相談を

第3章
これからどうなる？どう過ごす？

起立性調節障害（OD）と診断がついて「ホッとした」という声もあります。
半面、診断がついたからといって特効薬や劇的な治療法があるわけではなく、
回復までに時間がかかることもあります。
それでも、いずれは回復していくのがODという病気です。
あせらず、あきらめず、回復に向けてできることを続けていきましょう。

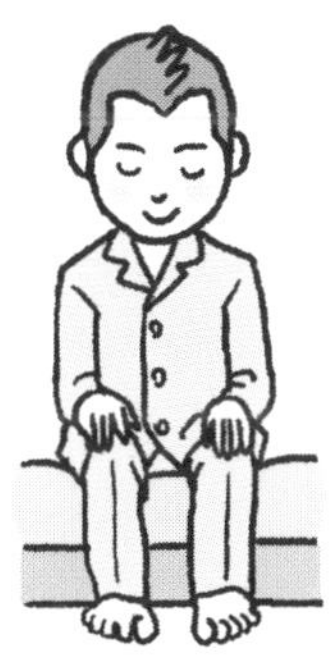

一般的な経過

三つの時期を経て回復していく

起立性調節障害（OD）は、回復するまで時間がかかることも多いのですが、多くの場合、時間とともに自律神経の機能は回復していきます。時間も薬のようなものととらえておきましょう。

回復へと向かう流れ

起立性調節障害（OD）は、季節の変化などによりよくなったり悪くなったりをくり返すようにみえます（→P30）。しかし、長い目でみれば大きく３つの時期を経て回復に向かっていくものです。

急激にバッテリー残量が減っていく

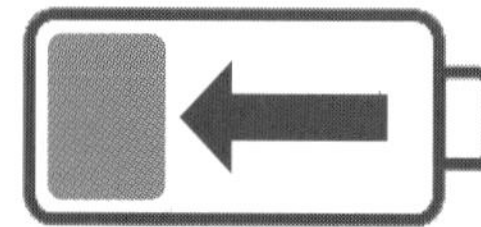

急性期

発症から診断がつくまで。葛藤と混乱が続く時期（→P48）

リハビリ期

全期間、回復に向かうリハビリの過程ととらえることもできる

低迷期

なかなか調子が戻らない時期。無理に戻そうとすると、かえって体調不良をまねく（→P50）

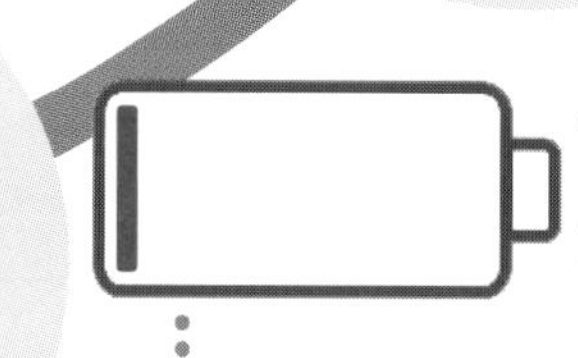

省電力モードに切り替わる。充電が必要

子どものもつエネルギーをバッテリーにたとえるなら……

心身の活動にはエネルギーが必要です。目にはみえないエネルギーですが、スマホや電動自転車などのバッテリーにたとえると、起立性調節障害を発症した子どもたちのエネルギーがどのような状態なのか、イメージしやすくなるでしょう。

家庭・学校・医療の連携で子どもを支えていく

第1章でもお話ししたように、起立性調節障害（OD）は多くの場合、成長とともによくなっていく病気です。発症から回復までの道のりは、上記のように大きく三つに分けてとらえられます。

目指すのは「回復」

　ODの生じやすさは、もって生まれた特性に左右される面もあります。そのため「完治」は目指しにくいのが実情です。当面は、症状に煩わされることのない状態への回復をゴールとしましょう。

　ゆくゆくは朝早く起きられ、心身ともに元気な状態を保てるようになる人も多くいます。ただし、ペースを上げすぎると調子を崩しやすいので、無理のない生活スタイルを確立していくことが大切です。

▼当面の目標

- ●身体的な症状が軽くなる
- ●症状は残っていても、症状に合った生活を送ることができる

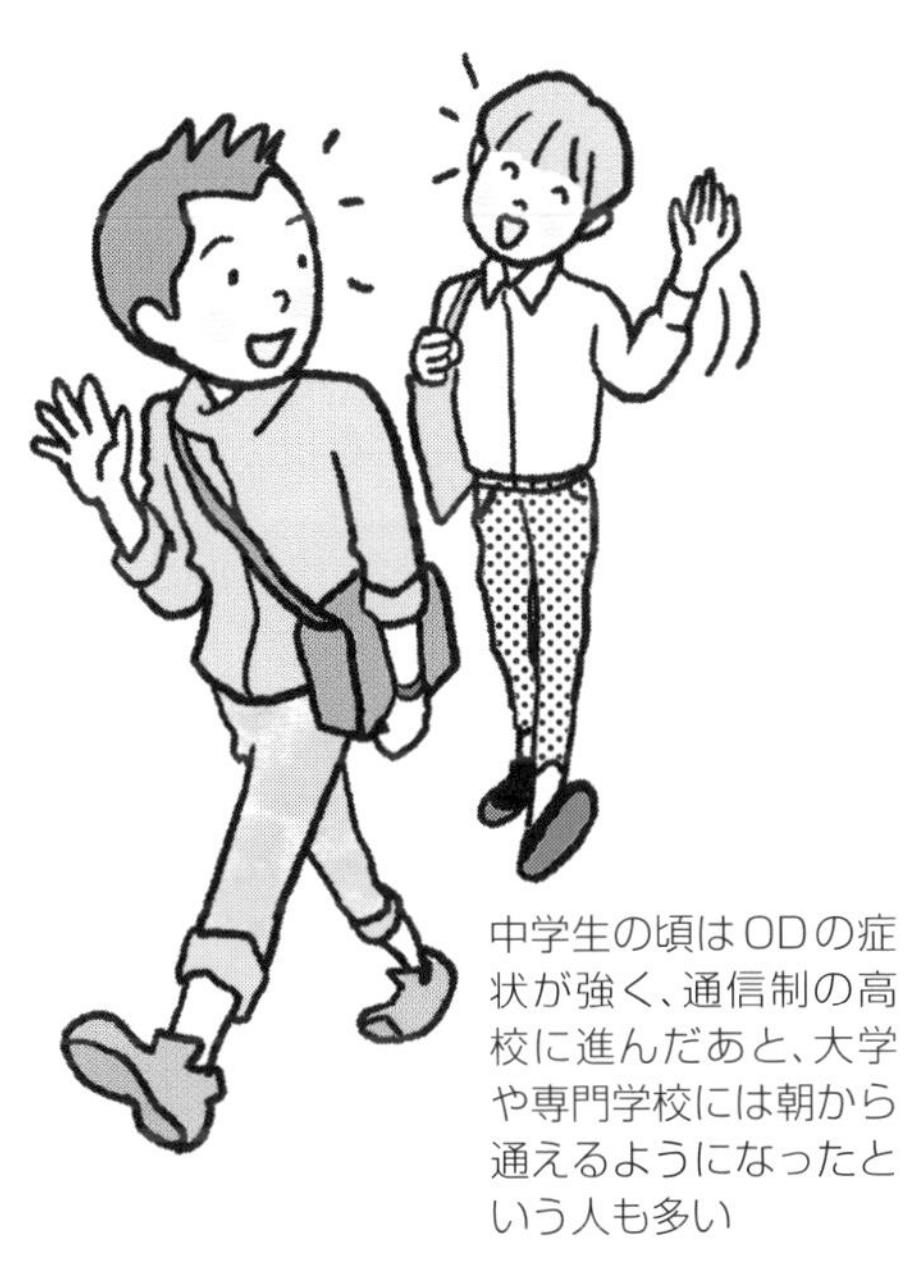

中学生の頃はODの症状が強く、通信制の高校に進んだあと、大学や専門学校には朝から通えるようになったという人も多い

回復期

季節や天候に合わせてエネルギー配分ができるようになる（→P53）

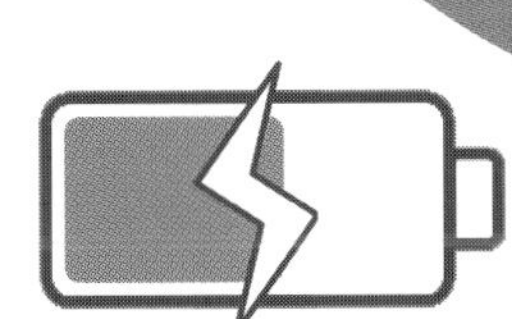

省電力モードから通常のモードになるくらいまでは充電できたが、100%ではない

　それぞれの時期がどれくらい続くかは人によって大きく異なりますが、周囲の適切な支えが回復を促す鍵になります。

　ODは、子どもの生活の中心的な場の一つである学校での活動に大きな影響を及ぼします。家族の心配も募りがちです。医療の力を借りながら、正しい理解のもと、家庭と学校で居場所をつくり、つらい時期を乗り切っていきましょう。

急性期

はじめは親子ともども葛藤・消耗が激しい

一時的な体調不良と思っていたのに、どうも様子がおかしい――発症直後は本人も親も長引く不調の原因がわからないまま混乱しやすい時期。診断を受けることが一つの区切りになります。

本人も親も思いは複雑

発症から間もない時期は、症状に悩みながらも必死にこれまでの生活を守ろうとして、本人はもちろん、まわりの人ももがき、苦しい思いを重ねがちです。

学校に行きたい

症状がつらくて行けない

なんでいつまでもよくならないのか?

自分がなさけない

勉強をがんばらなくては

勉強しようとしても、わからないからがんばれない

がんばっているのに認められない

つらい症状に苦しみながらも、これまでの生活を保とうとがんばり続けて疲労困憊（こんぱい）。心身のバッテリー残量がどんどん減ってしまう

調子が悪そうで心配

ふがいない

もっとがんばれるはずなのに

とくに学校でトラブルがあるようにもみえないのに、どうしたのか?

診断がついてからが本当のスタート

さまざまな体の不調が「起立性調節障害（ＯＤ）による症状だ」とわかるまでには、時間がかかることが多いものです。原因がわからないうちは、第1章で示したような誤解に基づく対応が重なることもあるでしょう。

ＯＤは気合で改善するものではありません。症状が続くうちに消耗が激しくなり、子どもは充電切れの状態になりがちです。

診断が一つの区切りになる

不調が長引く場合には、医療機関への受診がすすめられます（→P34）。ここで起立性調節障害（OD）と診断がつけば、子どものつらさを理解しやすくなるでしょう。回復に向けてよいスタートを切ることができます。

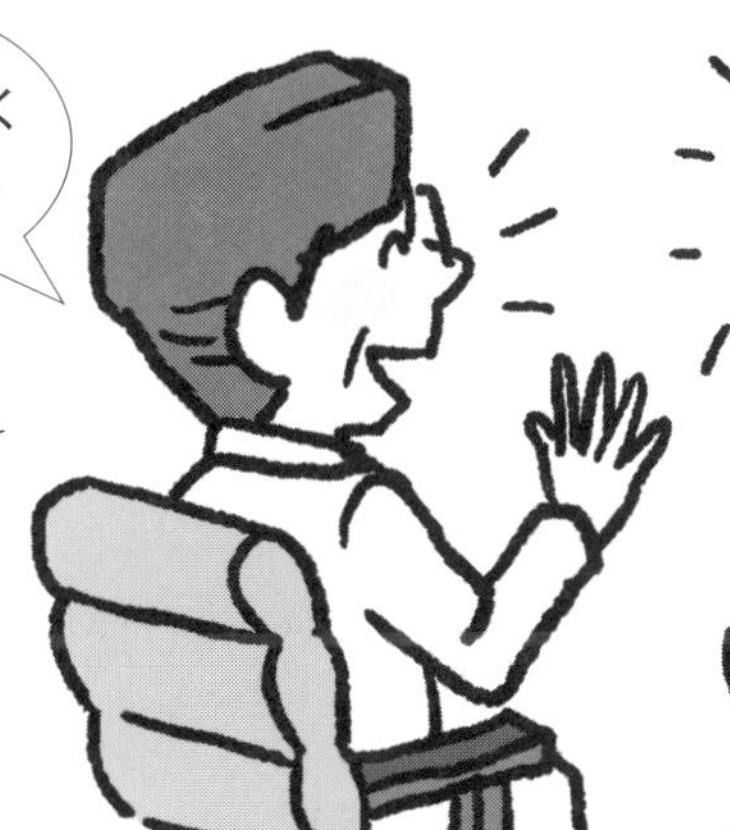

よくなったかなと思っていたら、また起きられなくなって遅刻ばかりなんです
えらい！　よくがんばったね
遅刻しても学校に行ったんだねすごいよ！

遅刻しても登校するには、かなりのエネルギーが必要。本当にがんばっているととらえよう

ねぎらいの言葉は、子ども本人にも子どもを支える家族にも必要

遅刻をいやがる子どもへのアドバイスはP87参照

原因がわかる
悩みの種になってきた症状がODによるものと判明するだけでも、葛藤は減る

そうだったのか！

本当につらかったね

つらさがわかる
症状が出るしくみを理解すると、子どものつらさが理解しやすくなる。学校に通いたくても通えないつらさも共感しやすくなる

よくがんばってきたね

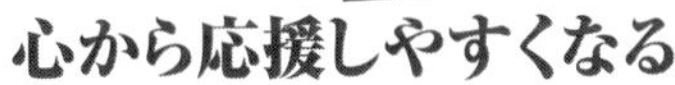

心から応援しやすくなる
現状を認め、回復に向けた取り組みを応援しやすくなる

今はこれでいいんだよ

そのような状況を変えるきっかけになるのが、正しい診断です。周囲の人は、子どもの体の状態を知ったうえでこれまでの対応をふり返ると、悔やむ点があるかもしれません。しかし、誤解はあったとしても、「よくなってほしい」という思いから大人もがんばってきたのですから、自分を責めすぎないでください。「ここからが回復に向けたスタート」と考え、適切に対応していきましょう。

低迷期

体調に合った「自分の時間割」で過ごそう

診断がついて、「さあ回復に向けてスタート!」と思っても、V字回復を望めるとは限らないのが起立性調節障害（OD）という病気です。低迷期が長く続くこともあります。

体調が思わしくない時期の過ごし方

体調不調が続き、気力も低下しがちな低迷期には、「今は消耗しきった心身を休め、エネルギーをためる充電期間」と割り切って過ごすことも大切です。

登校のしかたは学校と相談

遅刻や欠席が多い場合、学校とよく相談して対応を考えます（→第５章）。症状が重く、登校できなくなるODの子どもは少なくありません。焦らず充電に努めます。

自分の時間割をつくる

無理に「学校の時間割」に合わせようとせず、体調に合った自分の時間割をつくり、できるだけそれを守るようにします。

「体によいこと」をできるだけ続ける

症状の悪化を防ぐために水分摂取を（→P58）、未来への備えとして、調子がよいときは体を動かし、筋力の保持を心がけましょう（→P60）。

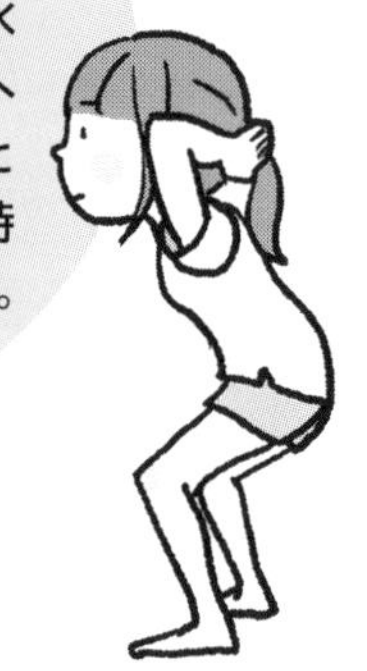

低迷期の子どもは心身ともにバッテリー切れの状態。充電中は充電に専念するつもりで対応

無理に「学校の時間割」に合わせようとしなくていい

なかなか症状が改善せず、体調も気分も沈みがちな低迷期は、学校に行けず、家で過ごす時間が多くなるかもしれません。この時期は、無理に「学校の時間割」に合わせようとするのではなく、体調に合わせた「自分の時間割」で過ごせるようになれば十分です。

自分の時間割を決めても、そのとおりにできない日もあります。症状には波があるもの。うまくいかない日があってもしかたありません。それでも「できるだけ守る」という姿勢を保ち、自分の体との折り合い方のつけ方を見つけていくことができれば、回復に向かいやすくなるでしょう。

自分の時間割の設定ポイント

体調に合った時間割をつくるときは、大人がなんでも決めないようにします。選択肢を示すのはかまいませんが、最終決定は子ども自身にゆだねることが大切です。

起床する時間や起床のしかた

子ども自身が「自分が起きられそうな時間」を決め、起き方の手順を決めておきます。

起床時間を早めたい場合、初めは現実的な時間を設定し、1～2週間単位で様子をみます。その時間に起きられるようなら15～30分くらいずつ時間設定を早めていくようにするとよいでしょう。

▼たとえば……

- 学校へ行く日は10時半には家を出て、3～4時間目くらいまでに行く
- 9時に薬を飲み、9時半頃起きる
- 服薬時と、起床時の2回、アラームを設定
- 9時半に家族が声をかける。返事がなければ、家族が部屋に入ってもよい
- 家族が全員9時前に外出する日は、前日に本人に伝えておく

起床後のルーティーン

学校を休んでいるときは、起きる目標を見失いがちです。なにもないと、自然に起きる時間は遅くなっていくので、起きたあとの目標をつくりましょう。

▼たとえば……

- 花に水をやる
- 英単語や漢字を毎朝1つ、覚える（前日に覚えたものを次の日に思い出して練習すると記憶の定着に効果的）

就寝時間のルール

現実的には起床時間の16時間以降に設定しないと、床に入ってもなかなか眠れないでしょう。時間設定は起床時間に合わせて考えます。

▼たとえば……

- 午前1時までに床に入り、電気を消す
- 布団のなかでスマホはいじらない（ゲームやスマホとのつきあい方はP77）

目標を達成できたら、カレンダーにシールを貼るなど、継続するための工夫も考えよう

回復期

適度にブレーキをかけながら、ゆっくり進む

起立性調節障害（OD）は、ある日突然症状が出なくなり、心身ともに元気になる、というものではありません。「よくなってきたかな」と思うときほど、オーバーペースにならないように注意しましょう。

回復期の始まり

低迷期のあと、次のようなことがみられたら、回復期に入ったと判断してよいでしょう。

- 本人が、ある程度、充実した毎日を送っているという手ごたえを感じられるようになった
- 不登校の状態が続いていたが、本人が「学校に行こうかな」と言うようになった
- 中学卒業後の進路が決まった

など

そろりと活動開始

復帰に向けた活動は無理のないペースで進めます。

- 週に1～2回、午後から登校する
- 登校時間が遅めの学校（通信制の高校など）に通い始める

など

休み休み進んでいこう

回復を実感しているときほど慎重に、バッテリー残量を確認しながら安全運転を心がけます。「まだ大丈夫」と思っても走りすぎずに休み、充電する時間をつくることも大切です。

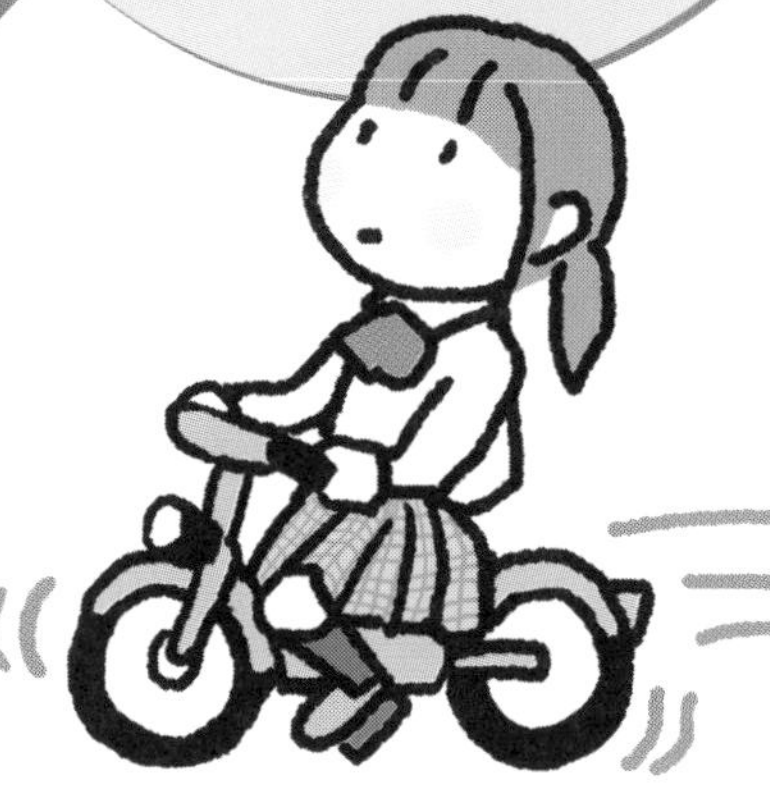

エネルギーの配分を考えながら行動できるようにしよう

充電期間を経て、ある程度エネルギーがたまると、したいこと、症状のためにあきらめていたことなどに取り組む意欲がわいてくるでしょう。しかし、回復期にはまだフル充電の状態とはいえません。あれもこれもとがんばりすぎると、すぐにエネルギー切れの状態に逆戻りしかねません。

そのときどきの自分のバッテリー残量を知り、充電のタイミングやエネルギー配分を考えながら行動できるようになると、自分の体調と上手につきあっていけるようになるでしょう。それができるようになれば「回復した」といえるでしょう。

アルバイトもよい体験に

ODのために休学しているなどといった場合、アルバイトをしてみるのもよいでしょう。①社会に参加する、②生活のリズムを整えるモチベーションが高まる、③上司や仲間との交流が広がる、④仕事内容を覚えてスキルアップできる、⑤お小遣いが増える、⑥体力のキープ・アップにつながるなど、アルバイトを経験することには、さまざまな利点があります。ただし、オーバーペースにならないような配慮は必要です。

- ●週に１～2回
- ●午後～夕方から始め、3時間程度
- ●回数、時間を増やすのは様子をみながら

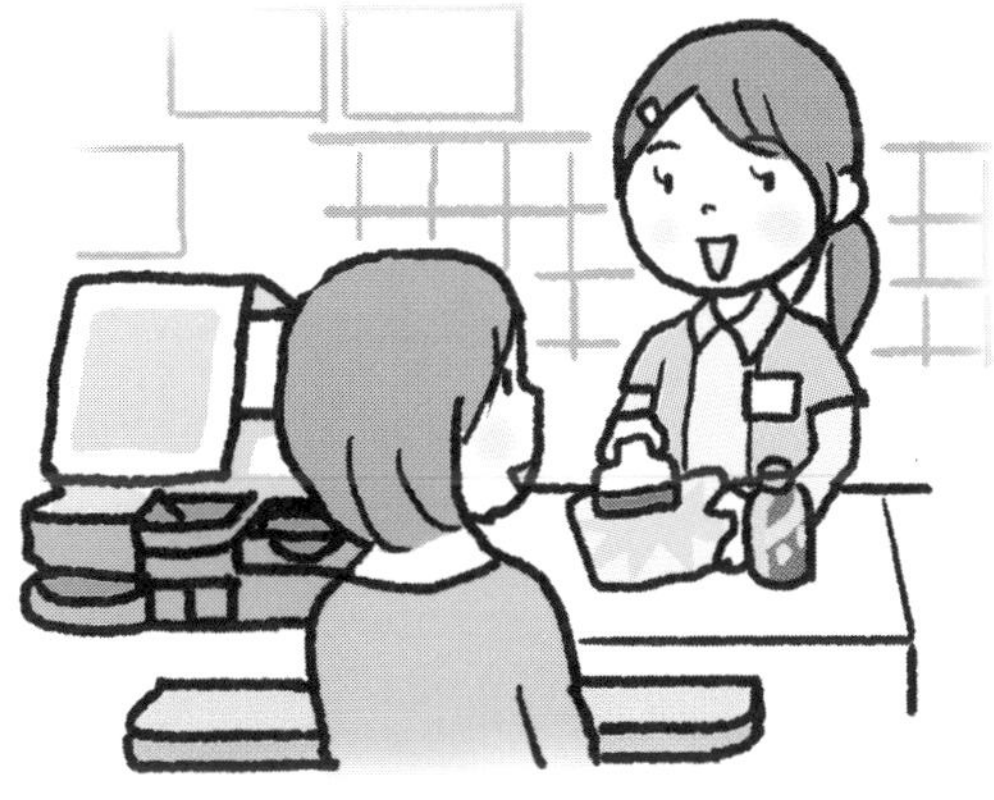

通院卒業のタイミング

通院を卒業するタイミングは、本人が「もう大丈夫」と思えたときです。保護者は多少不安でも、本人に自信があれば、子どもを信じて通院卒業とします。

逆に、本人に不安があれば通院は続けましょう。必要に応じて成人の診療科への紹介も受けられます。

まわりの人の過剰な期待、盛大な応援はペースを乱す

もっとできるかも！

もう大丈夫だね

オーバーペースに注意

「調子がよい」と感じると、本人も周囲もついついペースアップしたくなりますが、急に発症前のペースに戻そうとすると、一気にペースダウンしがちです。

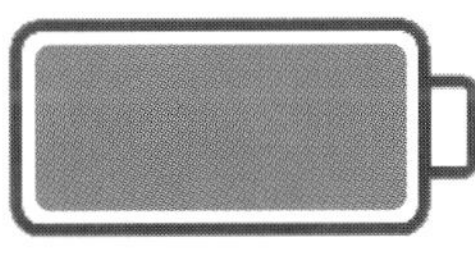

健康な状態
バッテリー残量は十分

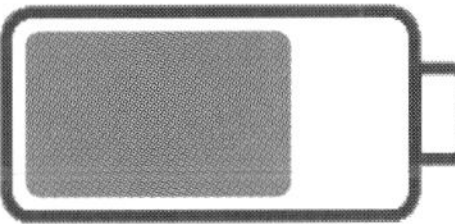

回復期のODの子ども
健康な状態よりは少なめ

1日だけなら同じようにがんばれるが、2日目、3日目は充電切れになりやすい

疲れる前、倒れる前に休む

「もっとできる」と思っても、あえてブレーキをかけながら、休み休み進んでいきましょう。

あせらなくていいんじゃない？

ちょっと休んだら？

まわりの人はがんばりすぎる本人を引き留めるくらいのつもりでいよう

症状への対処法①

「朝の起き方」は手順を決めて、ゆっくりと

起立性調節障害（ＯＤ）の子どもにとって、最大の難関が朝の起床時です。「だらだら、そろりそろり」をモットーに、ゆっくりした動きを心がけるのが症状を抑えるポイントです。

できるだけ一定の時間に起きられるように工夫する

朝は最も起立性調節障害（ＯＤ）の症状が出やすい時間帯です。無理に起こせば不快な症状に見舞われます。

とはいえ、自然な目覚めを待っているだけでは、起きる時間がどんどん遅くなっていくおそれがあります。できるだけ一定の時間に起きられるように取り組んでいきましょう。

ただし、工夫を重ねても設定した時間どおりに起きられないこともあります。そんなときは、「症状が重いのだからしかたがない」と考え、時間設定を見直し、無理強いはしないようにします。「子どもが起きるまでは仕事にも行け

起床のしかたのポイント

子どもが起きられなくても、時間になったら日の光を入れて部屋を明るくし、体内時計のリセットをはかります。急な動きは避け、なにをするにもゆっくり時間をかけながら、体の状態を活動モードへ切り替えていきましょう。

起床時間や起こし方を決める

起きられそうな時間を子ども自身が設定、起こし方も決めておきましょう（→P51）。

約束した手順どおりに起こす

目覚まし時計だけでは、なかなか起きられません。家族の協力が必要です。

- □薬を処方されている場合は起床予定の30分〜1時間前に服薬（→P44）
- □カーテンを開ける
- □時間になったら声をかける
- □声をかけるタイミングは本人と事前に相談して決めておく

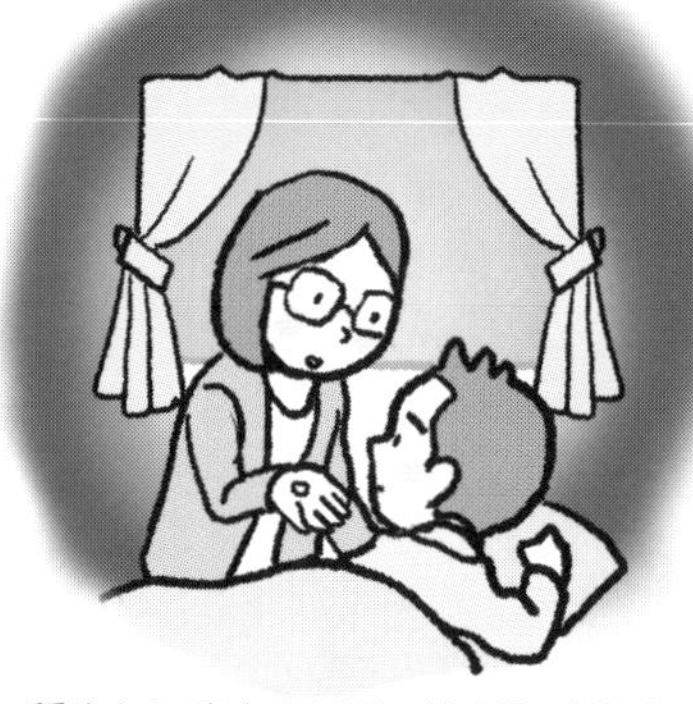

穏やかに声をかける。体を強くゆすったり、乱暴に布団をはがしたりしない

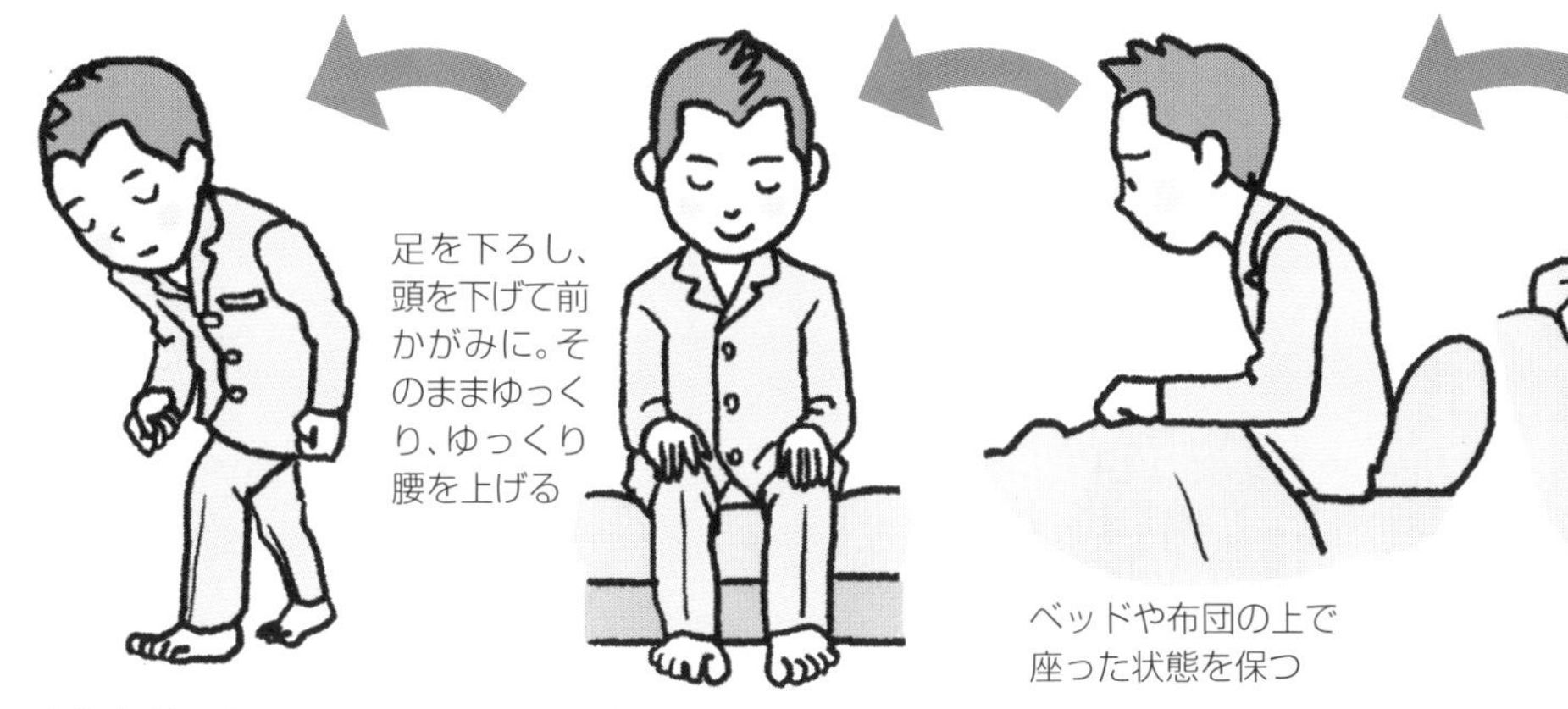

横になったまま、頭だけ起こす

ベッドや布団の上で座った状態を保つ

足を下ろし、頭を下げて前かがみに。そのままゆっくり、ゆっくり腰を上げる

立ち上がったあとも、しばらくはうつむき加減でそろりと歩き出す

朝の動作は「だらだら、そろり」

立ち上がりの動作をいくつかに分け、急激な姿勢の変化を避けます。一つひとつの動作に時間をかけるようにします。しばらく滑走してからゆるやかな角度で離陸する飛行機のイメージで！

動き出しはうつむき加減で

起立時に起こりやすい脳血流の低下を防ぐために、立ち上がってからもしばらくは頭を下げて心臓の高さに近づけた姿勢を保ちます。動き始めたあとに、ゆっくり腰を伸ばし、顔を上げるようにします。

ない」などと考え、家族の生活を二の次にする必要もありません。

ODの症状は、時間の経過とともに軽くなっていく場合も多いものです。できるだけのことをしたうえで、「信じて待つ」のも大切な対処法です。

「起きる」の二つの意味 ——脳は起きても体はすぐに起きられない

脳が起きる、体が起きる、この二つがそろって「起きた」ことになります。ところがODの場合、脳は起きても体は眠ったままの状態でなかなか起こせません。だからといって二度寝すると、脳が再び眠ってしまい、脳と体がそろって起きる時間がさらに遅くなります。

体は眠った状態でも、脳だけは起きている状態を保てるようにします。動けなくても上体は起こし、二度寝は避けるのが肝心です。

症状への対処法②

日中の姿勢や動作の工夫でやり過ごせることも

日中も、急な動きや、立ったままの姿勢が続くときには症状が出やすいものです。下半身に血液がたまり、脳への血流が低下するのを防ぐ工夫が必要です。

場面ごとのポイント

じっと立ちっぱなしの状態が続くと症状が出やすくなるのは、どのサブタイプでも共通します。起立直後性低血圧（→P38）なら、立ち上がり動作にも最大限の配慮が必要です。

立ち上がるとき

急に立ち上がるとめまい、頭痛がひどくなりがちです。30秒くらいかけてゆっくり立ち上がり、起立直後の低血圧を防ぎます。

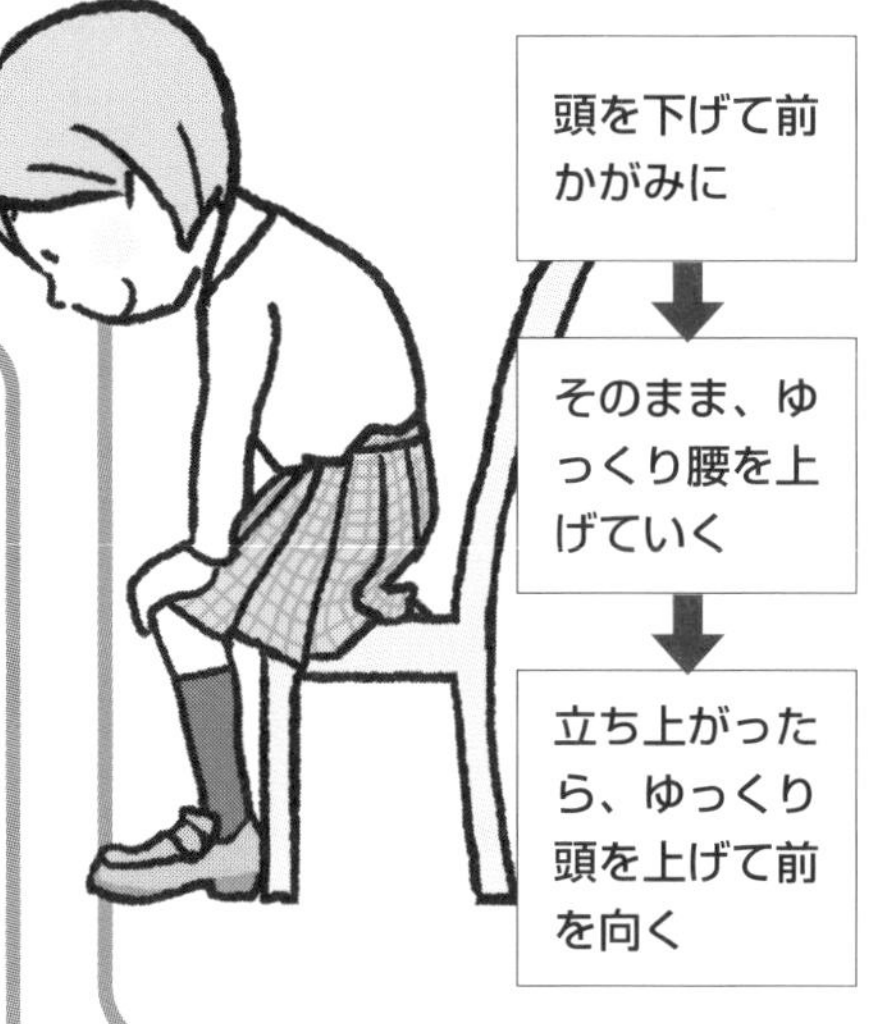

頭を下げて前かがみに
↓
そのまま、ゆっくり腰を上げていく
↓
立ち上がったら、ゆっくり頭を上げて前を向く

立ちっぱなしのとき

脳血流の低下による転倒はケガのもとにもなりかねません。立ち続けないのがいちばんですが、避けられない場合には次のようにしてみましょう。

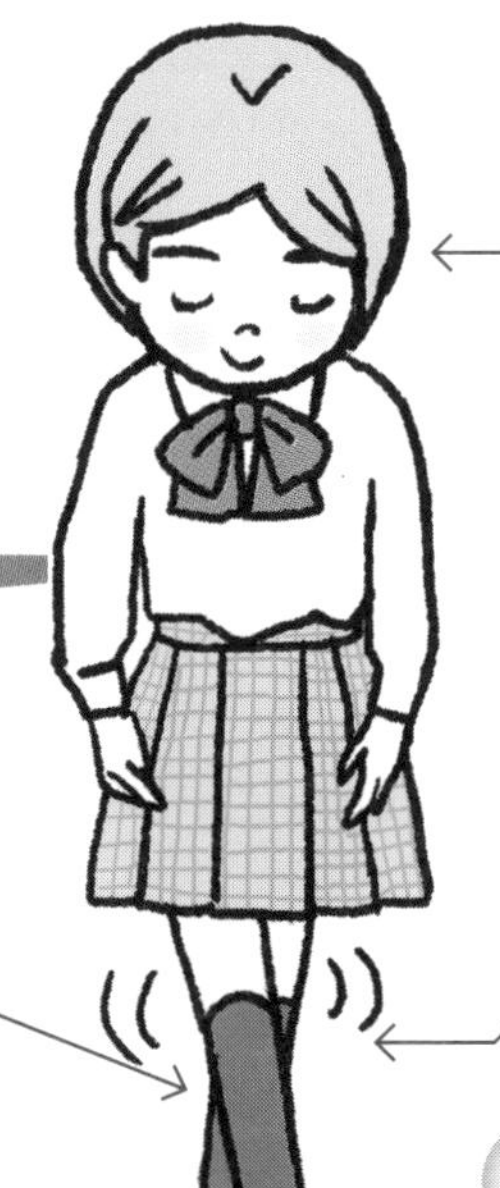

頭は下げてうつむきかげんに

両足をクロスさせてすり合わせる

足にたまった血液を心臓に戻しやすくする効果がある

可能なら足踏み、ひざの曲げ伸ばし

指先を動かすだけでも足先の血行改善が期待できる

足をもぞもぞ動かしにくい状況なら、靴の中で、親指と人差し指をパチンパチンとこすり合わせてみる

症状を未然に防ぐ対策を考える

朝の起床を乗り切ればあとは大丈夫、とはいきません。自律神経の調節不良の状態は、日中の生活にも影響します。座った状態から立ち上がろうとしたときや、じっと立ったり、じっと座ったりした姿勢が続くときは血圧の低下や心拍の増加が起こりやすく、不快な症状に見舞われやすくなります。

学校や家で過ごす間、どんな場面で症状が出やすいか把握し、未然に防ぐ対策をとっていきましょう。

ただし、学校では機敏な動きを求められたり、逆に動かずじっとしているように指導されたりすることもあるでしょう。学校側に状況を伝え、理解を求めることも必要です（→第5章）。

座りっぱなしのとき

じっと座ったままの姿勢が続くと、下半身に血液がたまりがちに。足の位置を高めにして血液の滞りを防ぎます。

椅子に座るときは足台を置き、足底を床より高い位置に保つ

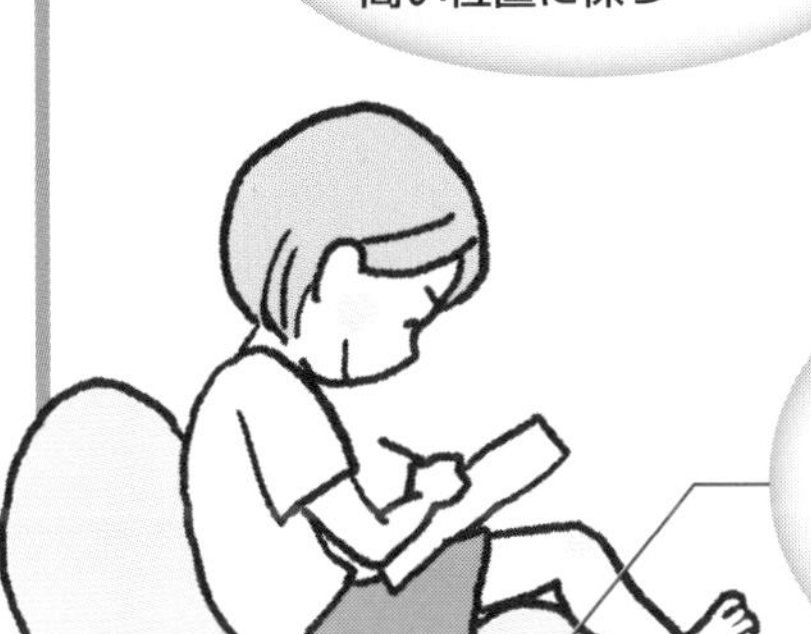

床に座れば、上半身と下半身の落差は小さくなる。膝下にクッションを入れるなど、楽な姿勢をみつけよう

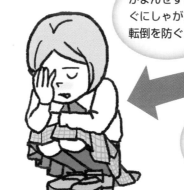

「あやしい」と感じたら

がまんせず、すぐにしゃがんで転倒を防ぐ

市販の着圧ソックスを利用。通常のソックスより締めつける力が強く、足に血液や体液がたまりにくい

毎日の心がけ①

しっかり飲んで、きちんと食べるようにする

十分に飲むこと、食べることは体の調子を整える大切なポイントです。とくに心がけたいのは、こまめな水分摂取です。十分な水分摂取は、薬に匹敵する効果があるといわれます。

水分をとる量が少ない

体から失われていく水分に対し、摂取する水分が少ないと体は水分不足の状態に陥る

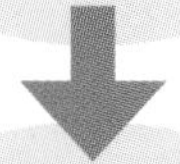

循環する血液量が減る

体全体の水分不足は、血管内を流れる循環血液量の減少につながる可能性がある

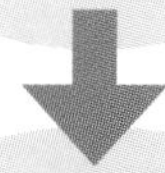

心臓がふくらみにくくなる

流れ込む血液量が減れば、心臓はふくらみにくくなる

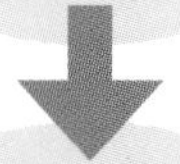

血圧低下、頻脈が起こりやすくなる

拍出量が減ると血圧は低下しやすい。必要な血流を維持するために頻脈になることも

水分不足は症状悪化のもと

体内の水分が減ると、起立性調節障害（OD）の症状は悪化しがちです。

心臓が小さいと症状が出やすい!?

心臓が小さめの「スモールハート」だからといって、必ずしも病的ではありません。一方、心臓は流れ込んでくる血液の量によってふくらみ方が変わります。水分摂取が不十分だと、画像検査で心臓が小さくみえることがあります。この場合、循環する血液量が少なく、拍出量が減っている可能性もあります。ボールに空気を入れないと弾まないのと同じです。

▼スモールハートの目安

心臓の最大幅が胸郭の最大幅に占める割合（心胸郭比※）**40%未満**

※心臓の最大幅÷胸郭の最大幅×100%：通常40%台後半

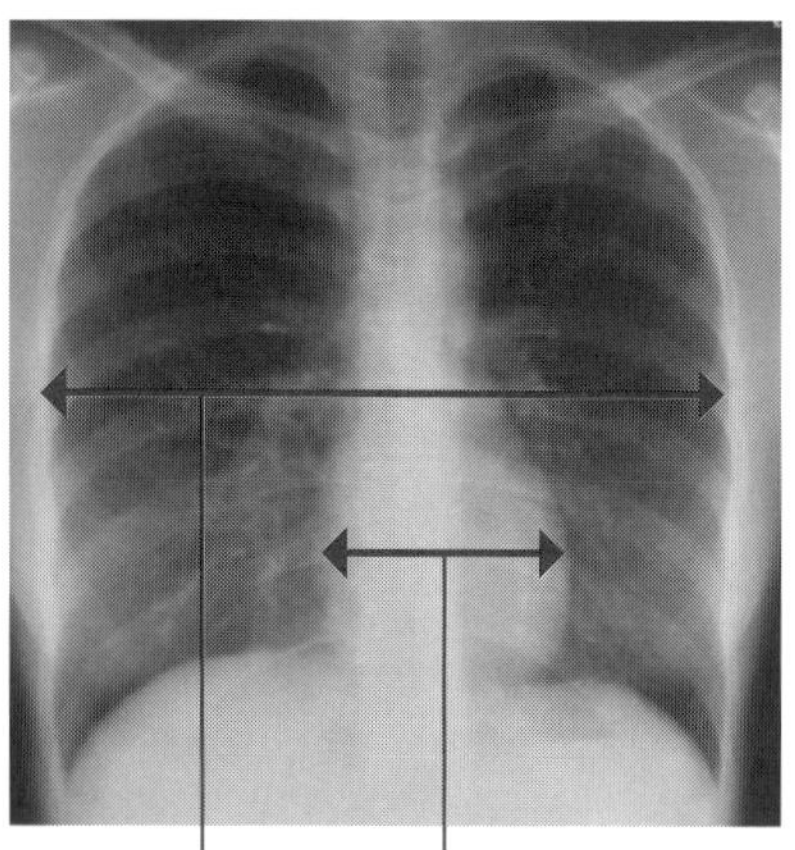

水分も栄養も十分にとる

十分な水分摂取とともに、食生活も整えていきましょう。成長期だからこそ、栄養は十分に、かたよりなくとることが大切です。

「飲む量」の目安は1日1.5～2.0ℓ

排尿・排便、発汗、呼吸などにより排出される水分量は1日約2.5ℓ。これと同等以上の水分が必要です。食物に含まれる水分や、体の中でつくられる水分があわせて1ℓ程度とされるので、残りの1.5ℓは「飲み物」の形で摂取する必要があります。暑い時期など、発汗が多い時期は2.0ℓ程度を目標にします。

- ●食事は汁物や水といっしょにとる
- ●食後にお茶など
- ●こまめに水分摂取。ときにはジュースやスポーツ飲料などでもよいが、糖分のとりすぎに注意

食事は三食しっかり

食事の時間を一定に定めることで、体のリズムが整いやすくなります。三食、きちんと食べると間食しなくても過ごしやすくなります。

ダラダラ食べを避ける

家にいる時間が長いときも、食事・おやつの時間は決め、ダラダラ食べるのは避けます。

塩分は控えなくてよい

一般に塩分摂取は少なめがよいとされますが、塩分には体内の水分を保持して血圧低下を防ぐ働きがあります。ODの場合は少し多め、これまでより2～3g多めがよいでしょう。

その他

鉄欠乏性貧血の合併で症状がひどくなっている場合もあります。鉄も十分にとりましょう。ほうれん草など、植物性の食品に含まれる鉄（非ヘム鉄）より、赤身の肉などに含まれる鉄（ヘム鉄）のほうが吸収されやすく、効率的に摂取できます。

筋肉をつくるたんぱく質や、体の調子を整えるビタミン類なども大切です。

毎日の心がけとして地道に取り組もう

水分摂取を含め、食生活への配慮は、健康を維持するために欠かせないものです。起立性調節障害（OD）の症状にも影響しますので、毎日の心がけとして地道に取り組んでいきましょう。

ODの場合、症状の改善につながる特定の栄養素があるわけではありません。日頃からバランスのよい栄養摂取と十分な水分摂取を心がけましょう。

毎日の心がけ②

家で過ごす間も体力キープをはかる

起立性調節障害（OD）の子どもがかかえやすいデコンディショニング（過剰な安静による弊害→P18）の問題は、体を動かすことで予防・解消をはかります。

子どものペースに合わせて少しずつでも続けよう

運動は、自律神経の働きをよくするために欠かすことができないものです。症状が重い場合でも、調子がよさそうな時間をみはからって、体を動かすように促してみましょう。

子どものペースに合わせながら、家族でいっしょに散歩に出かけたり、いっしょに遊びながら取り組んだり、窓ふきや、ふき掃除など、体をリズミカルに動かすお手伝いに誘ってみるのもよいでしょう（→P74）。

「ちりも積もれば山となる」という言葉どおり、少しずつでも体を動かす機会をつくり続けることが大切です。

家で過ごす時間が長いときに

症状が重く、学校に行かずに家で過ごす時間が多い場合、どうしても運動量が不足しがちです。体を動かす機会を積極的につくっていきましょう。

起床後は、なるべく横にならない

やっとの思いで起床したあと、調子が悪いからと横になってしまうと、また起き上がるのに苦労します。なるべく横にはならず、上半身を起こした状態でいるようにしましょう。

「体を動かす時間」をつくる

朝は体調が悪くても、午後になれば体を動かせるようになることが多いでしょう。体調が回復してくる時間帯に部屋のなかでもできる運動に取り組んでみましょう。

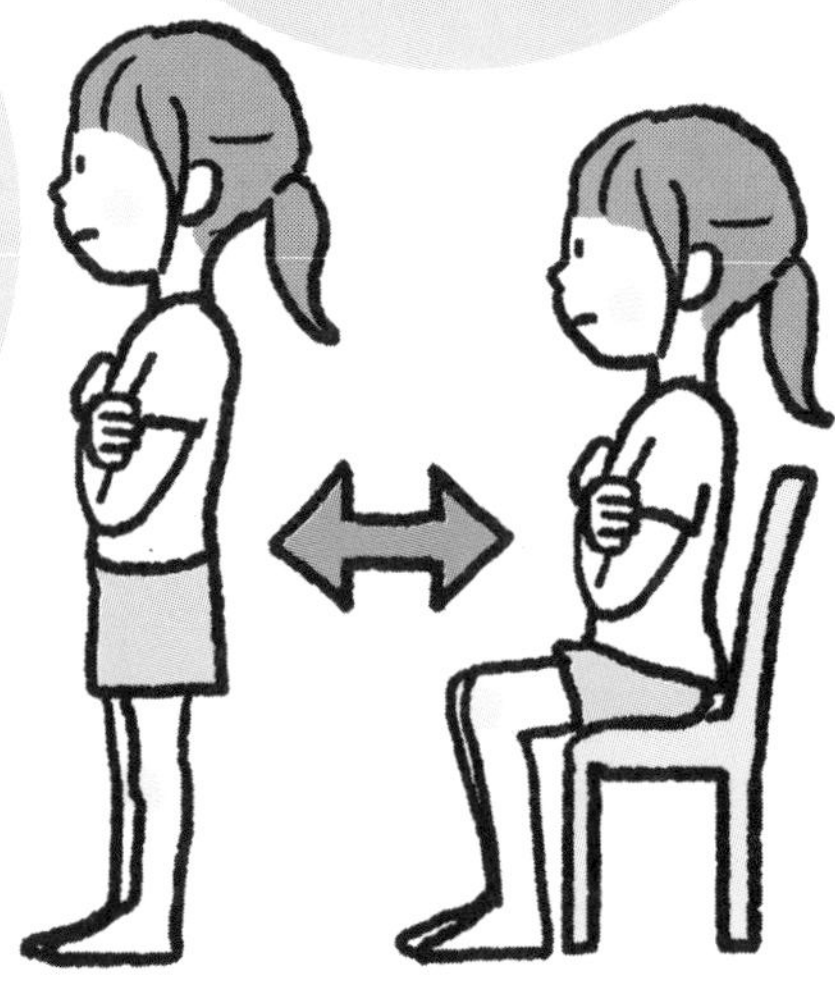

立ったり座ったりするだけでも、くり返せばよい運動になる

エアなわとび

絶対に縄にひっかかることなく、とび続けられる「エアなわとび」は、楽しみながらできて運動量も多いおすすめの体操です。

さまざまなとび方に挑戦!

両足をそろえて前とび、後ろとび、二重とび、交差とび、あやとび、片足とび、かけあしとびなど、とび方を変えてみましょう。

持ってるつもりで、手を回す

実際には縄を使わず、縄を持ったつもりで手を回し、みえない縄をふまないようにとび続けます。両手にタオルなどを持っておこなってもよいでしょう。

騒音が気になる場合は、はねなくてもOK

集合住宅で騒音が気になるようなら、実際にとび上がらず、つま先は床につけたまま、膝を曲げ伸ばしして「とんでるつもり」でも、それなりの運動効果は期待できます。

スクワット

足の筋力の維持・強化は、血管を締めつけて血液を心臓に押し上げる力を高めるのに有効です。1日3回くらいでもかまいません。毎日続けてみましょう。

基本的なやり方は左記のとおりですが、きついようなら、右ページに示した椅子から立ち上がる運動でもOKです。

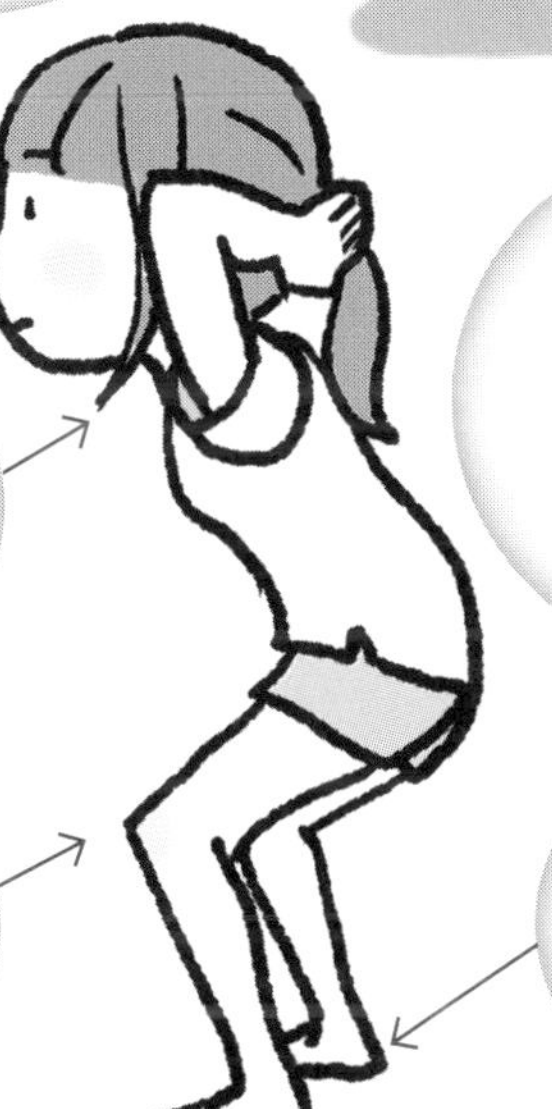

手を下げておこなうなど、やりやすい方法にアレンジしてもよい

頭の後ろで組むか、前に伸ばす。下を向かずに顔はまっすぐ

3秒間くらいかけて膝を曲げてかがみ、1秒間キープ。3秒間かけて膝を伸ばし、元の姿勢に戻す

膝頭がつま先より前に出ないようにする

足は肩幅に合わせ、つま先を少し外側に向けて開く

COLUMN

注意しよう！ 症状が出やすい生活場面

あらかじめ対策を立てておけば安心

起立性調節障害（OD）の症状の出やすさは、時間帯だけでなく、生活場面によっても違いがあります。症状が出やすい場面に臨むときは、あらかじめ対策を立てておくとよいでしょう。

入浴時

お湯につかり全身の血管が拡張した状態で立ち上がると、重力の影響で下半身に血液がたまりやすくなります。脳への血流が不足し、いわゆる脳貧血を起こし、気分が悪くなったり、時には失神したりすることもあります。

〈対策〉
- ●長湯を避ける
- ●浴槽から出るときは急に立ち上がらず、必要に応じてひざ下に冷水をかけて足の血管を収縮させる
- ●冷水に手を入れたり冷たい蛇口に触れたりすると、神経が感知し、体温を逃さないように手足の血管を収縮させる脳の機能が働くことが期待される

人ごみに出るとき

緊張や疲れなどで、症状が出やすくなることがあります。

〈対策〉
- ●無理のないスケジュールを組む
- ●ヘルプマークをかばんなどにつけておく

ヘルプマーク
外見からはわからなくても援助や配慮を必要としていることを示すマーク。もともとは東京都が作成したものだが、現在は全国に広がっており、配付している自治体も増えている

暑い日・暑い場所

血管の拡張や脱水が生じやすく、血液が下半身にたまり、いわゆる脳貧血が起こりやすいので注意が必要です（→P30）。

〈対策〉
- ●炎天下や暑い室内での運動は避ける
- ●こまめな水分摂取

第4章

親が子どもにできること

体調不良が続いていたり、学校に行けなかったりする子どもを前に、
親の不安や心配も募りがちです。
しかし、あせったところで回復が早まるわけではありません。
子ども自身が力を蓄えていくために有効なかかわり方を
考えていきましょう。

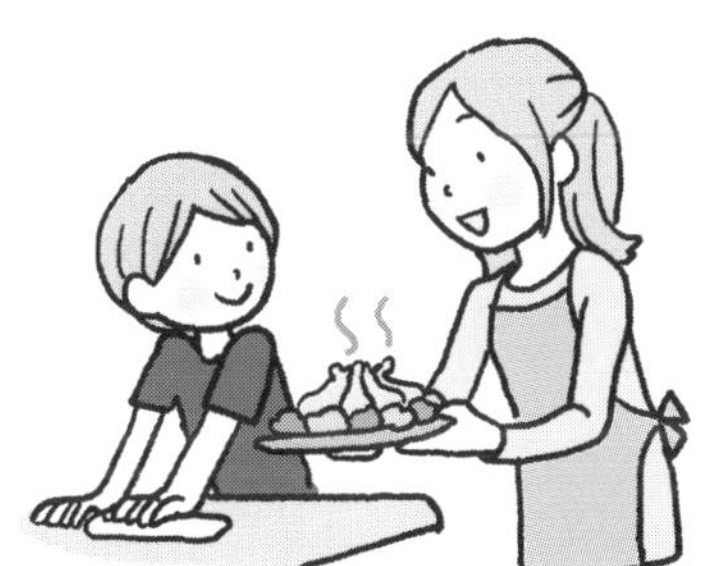

ケース例

悩む子どもを支える親にも悩みはある

起立性調節障害（OD）は、子ども自身のみならず、親にとっても「悩みの種」になりがちです。冒頭（→P6〜8）で紹介した子どもたちの親も、それぞれに不安や悩みをかかえています。

Aさん宅の場合：夫婦間の対立も

運動も勉強もよくできる「自慢の息子」だったAさんが、体調を崩して学校に行けなくなってしまったことを、ご両親、とくにお父さんが受け止めきれない様子です。

診断がついたあと、通院、学校との連絡など、お母さんが中心になって対応しています。お母さんは「こうするとよい」といわれることは全部やっているつもりですが、劇的な改善はみられず、夫婦間で意見が食い違うこともあります。

お母さん自身、「私が強く産んであげられなかったから……」などと、自分を責めてしまうこともあり、かなりのストレスを感じています。

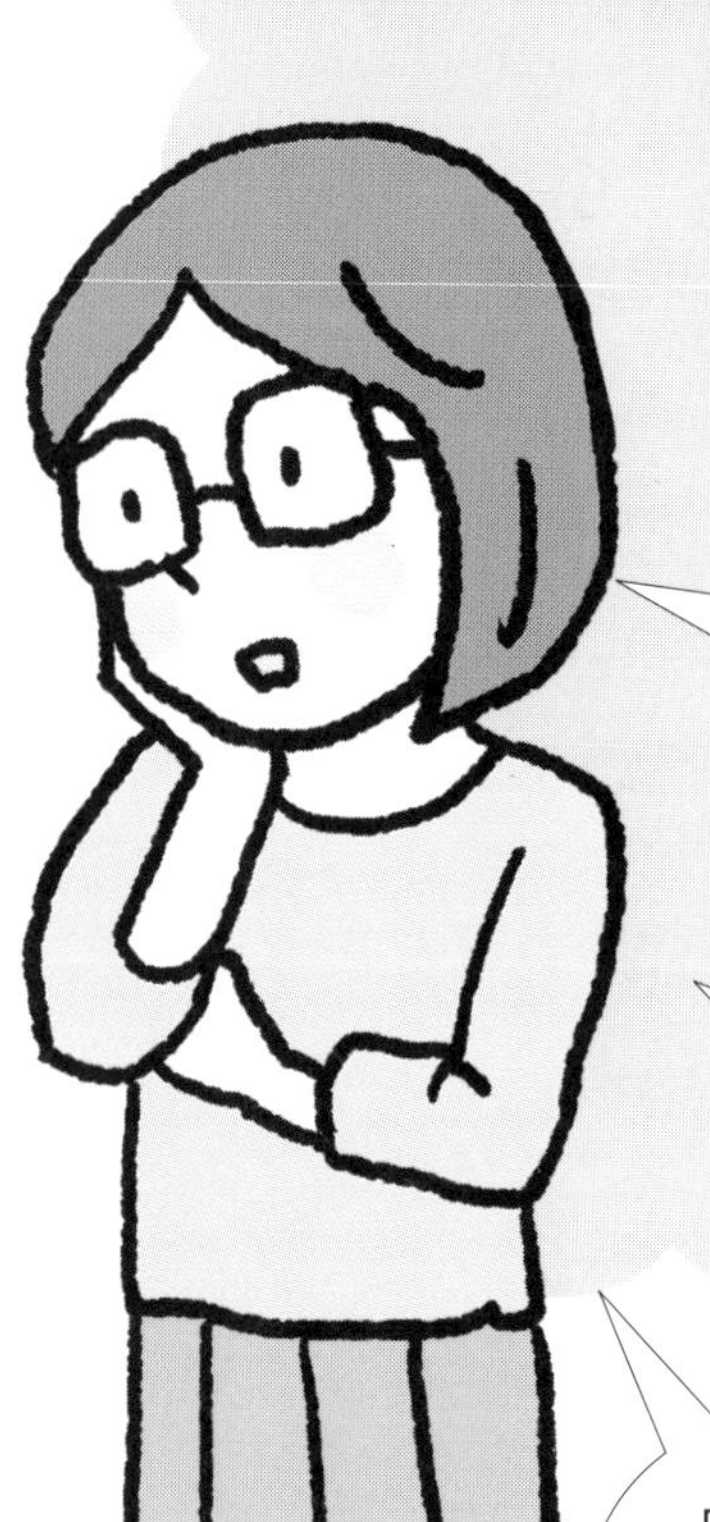

うちの夫は「息子はODだ」ってわかっているのに、今一つ納得できていないみたい
「まあ、でも結局は精神力だ」みたいなことを言い出して息子にいやがられているの
「甘やかしだ」とか、私にもダメ出しするのよ……

Bさん宅の場合：母子の関係が悪化

Bさんは、不登校が長く続いています。体調不良を訴え始めた当初、ご両親は原因を突き止めるためにさまざまな検査を受けさせたり、「学校生活に問題があったのでは」と学校とかけあったり、奔走していました。

当初はご両親に反抗することもなかったBさんですが、最近は、とくにお母さんの言うことをきかなくなり、険悪なムードになることもしばしばです。

頼みの綱はお父さんです。Bさんの趣味にも理解があり、お父さんとは穏やかに話すこともあるBさんです。

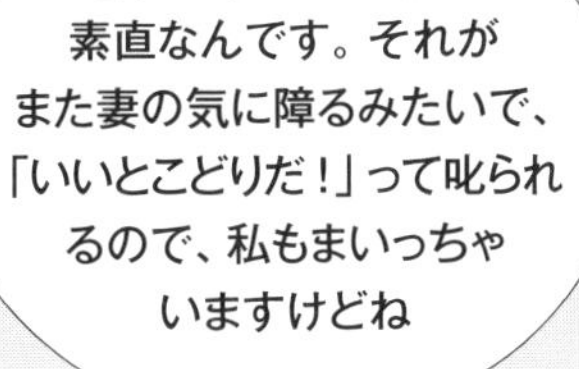

娘は、私にはわりと素直なんです。それがまた妻の気に障るみたいで、「いいとこどりだ！」って叱られるので、私もまいっちゃいますけどね

Cさん宅の場合：身内の言葉に傷つく

症状は比較的重く、遅刻は多いものの登校を続けているCさんのお母さんは、自分自身ODに苦しんだ経験があります。「それでも、どうにかなってきた」ということを身をもって体験しているので、あまり心配はしていません。

しかし、Cさんの状況を知る身内からは、「子どもは親の背をみて育つからね」などと嫌味を言われることもあり、少々落ち込むことはあります。

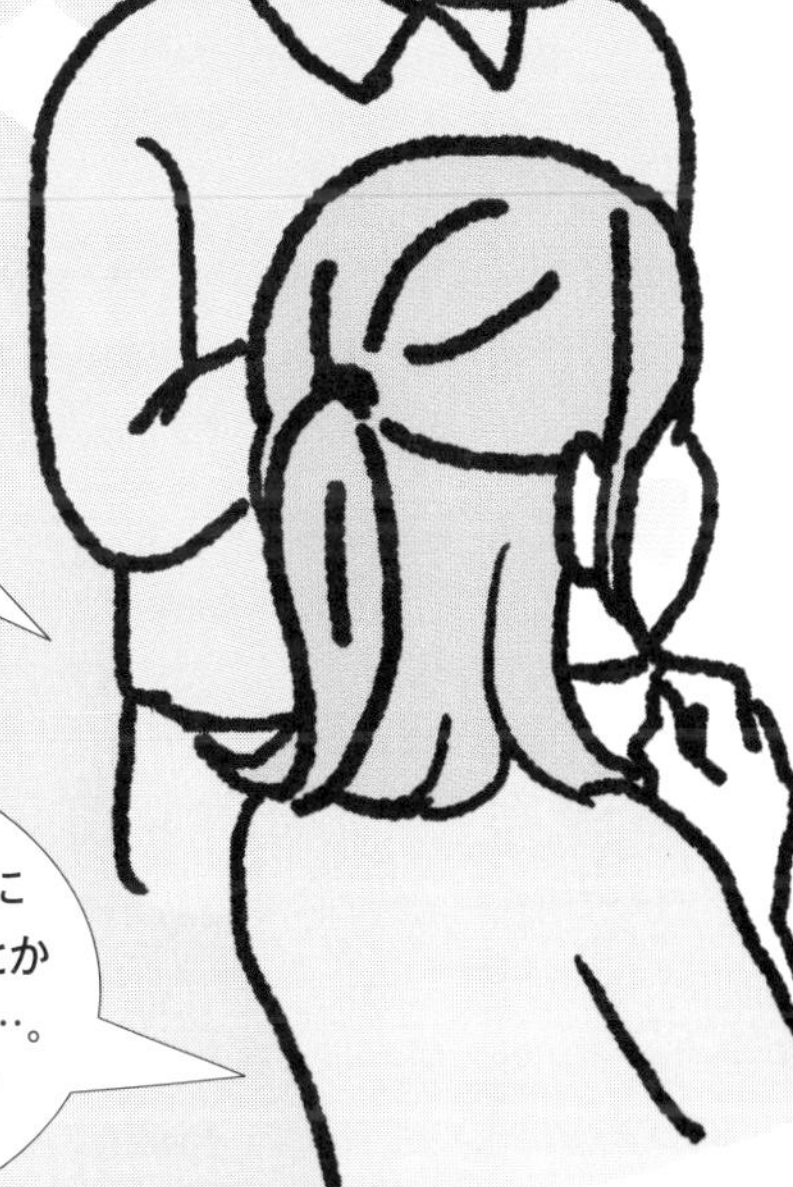

うちは、娘が反抗的で妻がだいぶまいってますね
私は、仕事で家にいないことも多いですが、妻はずっと娘といっしょなので……
私はいまだに朝が苦手なんですよ
だから「子どもが、おまえに似ちゃってかわいそうだ」とか言われたりもしますけど……。私のせいなんですかね？

回復に向けて

目を向けたいのは「二つの心」と「五つのこと」

親が起立性調節障害（OD）について知り、「この子はODなのだ」という認識をもって対応を考えるのは重要です。一方で、ODかどうかにかかわらず、大切にしたいこともあります。

「2つの心」のケア

起立性調節障害（OD）の子どもに対しては、2つの心——「ハート」と「メンタル」への目配りが必要です。ODについての理解を深め、医療機関や学校とも連携して、「2つの心」のケアをはかります。

Heart

身体面の心
＝
心臓（ハート）

ODは血流の調整がうまくいかないという点では、循環器系の病気、つまり心臓（ハート）がかかわる血圧や心拍のケアが必要です。

Mental

精神面の心
＝
いわゆる心（メンタル）

ODの症状は、心の状態にも大きく左右されます。子どもの気持ちや気分、考えなど、いわゆる「心の問題」を理解し、対応していく必要があります。

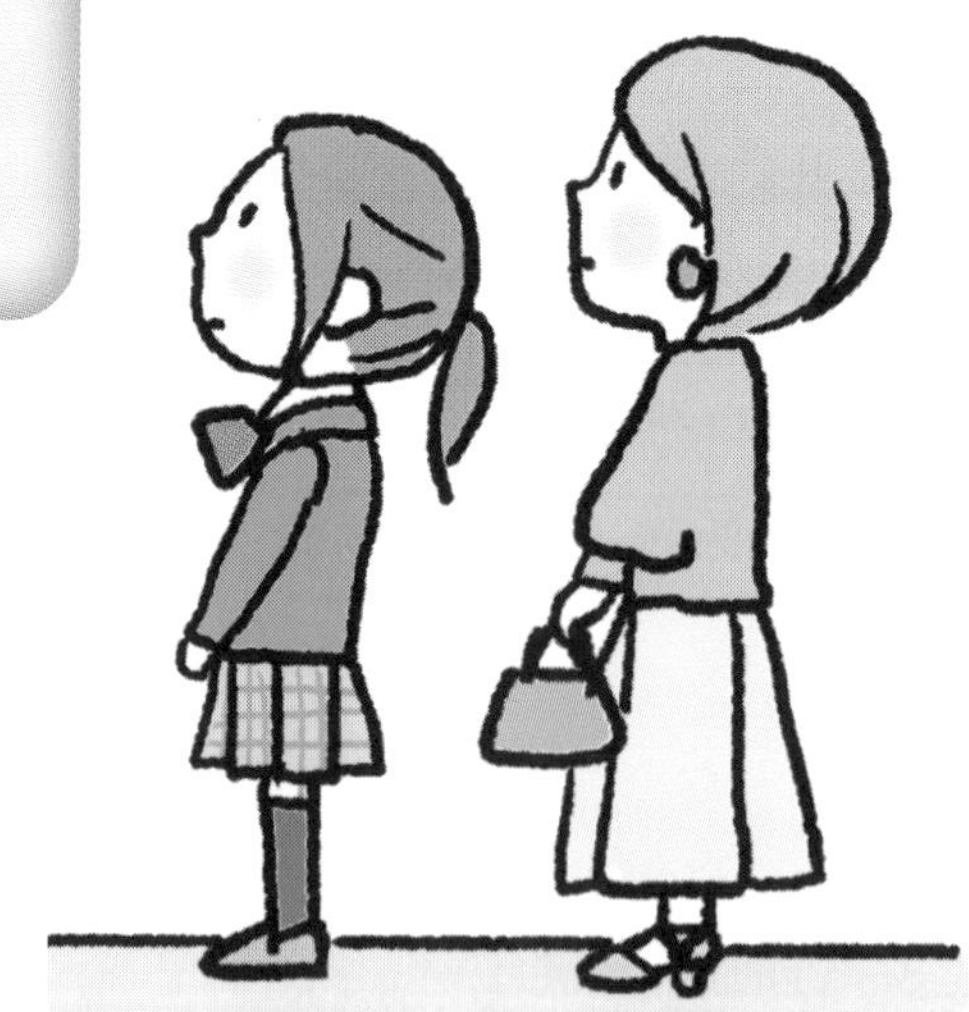
子どもとともに、取り組もう

子どもが健康に過ごせるように支えていこう

起立性調節障害（OD）のために生じている問題——たとえば学校に行けない、成績が低迷しているなどといった問題を解決するために、なにができるか頭を悩ませている親御さんも多いでしょう。

健康に生きるための「5つのこと」を確認

健康的な生活を送るには、5つのことが大切です。ODの場合、食事、運動、睡眠、勉強はうまくできていないことがほとんどですが、多くの子どもは「笑うこと」はできます。笑顔があれば、まずはOKです。そのうえで、一つひとつ作戦を立て、取り組み方を考えていきましょう。

食べること

食事は生きるうえで欠かせないもの。しっかり食べられているか、水分補給は十分にできているか、ふり返ってみましょう（→P58）。

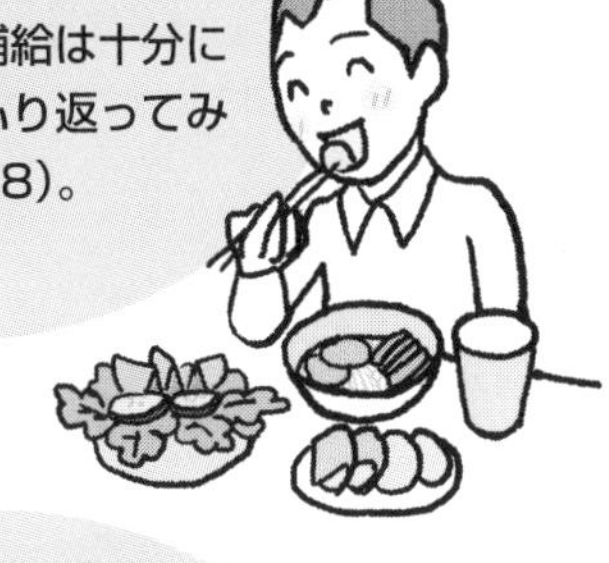

動くこと

登校していれば、自然と運動量が増えますが、家にいる時間が長いと運動不足に陥りがち。体調がよくなる時間帯をねらって、体を動かすように促してみましょう（→P60）。

笑うこと

笑いがなければ、なんらかのSOS信号ととらえましょう（人間関係のトラブル、不安障害、抑うつ状態など）。すみやかな対応が必要です。

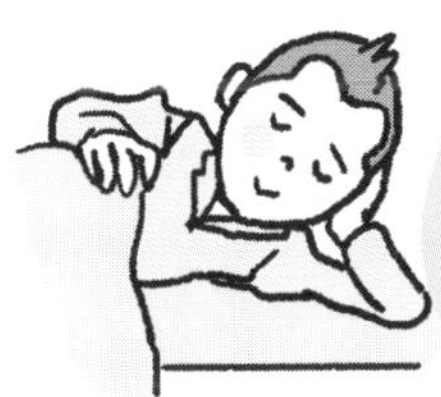

眠ること

「起きられない」悩みはもちろん、「眠れない」「就寝中に何度も目が覚める」などという悩みをかかえていませんか？

学ぶこと

学科の勉強だけではありません。家事をできるようにする、社会のルールを知るなど、自立した生活のためのスキルを身につけるのも「学び」の一環です。

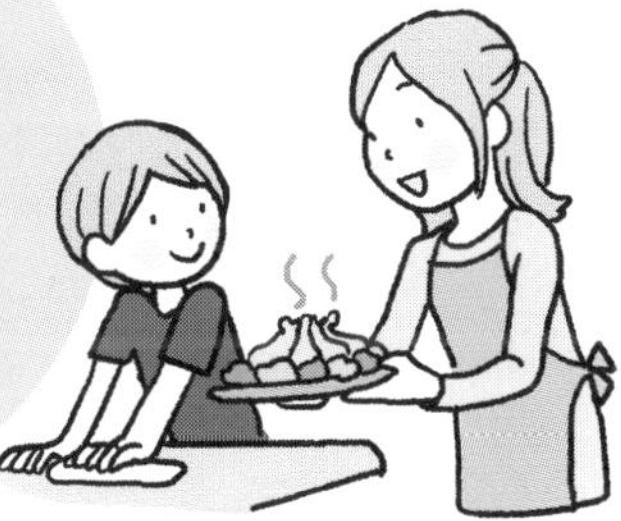

医療機関や学校と連携をはかって対応を続けても、思うようにいかないときもあります。

そんなときは、「子どもが健康に生きていられれば、それで十分」と大切な原点を確認するのも大事です。子どもが健康に過ごせるように支えるのは、「二つの心」のケアの基本でもあり、回復に向けた取り組みともいえます。

子どもの気持ち

理解してほしいけど、かまわれすぎはいや

状態の改善につながればという思いから、子どもにあれこれ言いたくなる場面は多いでしょう。しかし、案外子どもは子どもなりに考えているものです。

子どもが親に望んでいること

思春期は自立と依存の葛藤の時期でもあります。自分を確立していく時期だからこそ、干渉されたくないと強く思う一方で、多くの子どもにとって、親は困ったときの頼り先でもあります。親に対しては、矛盾する思いが併存しているものと理解しておきましょう。

理解してほしい
でも
放っておいてほしい

信頼してほしい
でも
相談にはのってほしい

認めてほしい
でも
期待や励ましはうっとうしい

思春期の子どもがいやがる親の言動

- 子どものペースを無視して親のペースで働きかける
- 子どもを親の枠組みに組み込もうとする
- 子ども扱いする
- 子どもの秘密や気持ちを聞き出そうとする
- 無断で子どもの部屋に入る
- 世話を焼きすぎる
- 心配しすぎる

（木下敏子らより引用改変）

ほどよい関係のために親が心がけること

- 不機嫌そうにみえても放っておく
- 子どもから相談してきたら答える
- 子どものペースを乱さない
- 心配であっても子どもを信頼して見守る
- 親自身も好きなことをみつける

子どものなかにいる「3つの自分」

起立性調節障害（OD）の症状が重く、登校できない日が続いている場合でも、子どもはただ漫然と過ごしているわけではありません。子どものなかには「3つの自分」がいて、現状を自分なりに受け止め、対応しようとしているととらえられます。

困っている自分
今、自分自身の身に起きている事実を受け止め、悩み、困っている
学校に行けない、勉強についていけない
なぜいつまでも治らないのだろう
悩みはあっても、ただ悩んでいるだけではない。自分で自分を守ろうとしたり、未来に向けて考えようとしたりしている面もある
自分を守ろうとする自分
困ったままの自分を守り、押しつぶされないように行動したり、考えたりする
調子が悪いんだから、家にいたっていいんだ
悩んでいてもつまらないから、好きなことをするぞ
未来を考える自分
中学3年生くらいになると、高校進学やその先の未来について考えるようになる
大学か専門学校に行けたらいいな
普通の高校には通えそうにない

大人が思う以上に子どもは考えている

前項で示したように、周囲の大人が子どもの心身両面の「心」に目を向けながら、健康な生活を支えていくのは大切なことです。

一方で、起立性調節障害（ＯＤ）のために長期間にわたって学校に通えなかった人に「親にしてもらってよかったことは？」と尋ねたら、「放っておいてもらったこと」と答えた、というエピソードがあります。

日々子どものために心を砕いている親御さんには釈然としない返答かもしれませんが、思春期の子どもが親の干渉をいやがるのはごくふつうのこと。「愛情のある放置」を心がけたいところです。

大人が思う以上に子どもは考え、自分の未来に向けて強い決断をしている場合が多いものです。手や口を出しすぎず、子どものペースに合わせた支え方を考えていきましょう。

親の心がまえ

子どもを信じ、子どもの味方であり続ける

子どもの状態に改善がみられない状態が続く間は、出口の見えないトンネルの中を歩いているような気持ちになることもあるでしょう。しかし、必ず出口はあります。

対応に悩む子どもの言動

子どもには子どもなりの考えがありますが、心のもがきを、大人を困惑させるような言葉や行動として表すこともあります。

話そうとしない

「なにを考えているのかわからない」「顔にも口にも出さない」と嘆く親御さんは少なくありません。しかし、なにも考えていないわけではないのは、前項でお話ししたとおりです。

ギョッとするようなことを言う

「早く死にたい」「未来のことは考えられない」などと、破滅的な言葉を口にすることも。「そんなこと言わないで！」と言いたくなりますが、「それほどつらいのだ」と受け止めて対応しましょう。

イライラして荒れている

普通に話しているつもりが、遠慮のない言い合いに発展したり、子どもが激しく怒りをぶつけてきたりすることもあります。心理的な距離の近さの現れでもあります。

子どもの言動を表面的にとらえるのではなく、その裏にある思いをくみ取りながら、子どもと向き合っていけるとよい

やさしさと情熱を糧に子どもと歩んでいく

順調な回復を実感できれば、親子ともども前向きな気持ちを保ちやすいのですが、起立性調節障害（ＯＤ）の回復には時間がかかることも少なくありません。思春期ならではの難しさもあり、子どもとの関係がぎくしゃくしてくることもあります。それでも、子どもの味方であり続けるうちに、道は開けてくるものです。

回復に向けて子どもとともに歩み続けるには、大人自身のエネルギーも必要です。抽象的ではありますが、子どもに対する「やさしさ」と「情熱」が、エネルギーをつくりだす源になるでしょう。

大切にしたい3つのこと

起立性調節障害（OD）の子どもと対するとき、大切にしたい心がまえは3つにまとめられます。

あせらない

子どもへの対応に迷ったとき、悩んでいるときにこそ、あせらないようにしましょう。ODについて理解を深めることで、落ち着いて対応しやすくなります。

あきらめない

なにをしても、なにを言ってもムダだ、などと悲観することはありません。必ず改善していきます。

「どんなときでも、あなたの味方」というメッセージが子どもに伝われば、大きな力になる

愛情を注ぐ

ここでいう愛情とは、子どもを思いやり、かかわり続けようという気持ちです。愛情があればODにならない、なってもすぐに改善するというものではありません。だからこそ、「注ぎ続ける」ことが大事です。

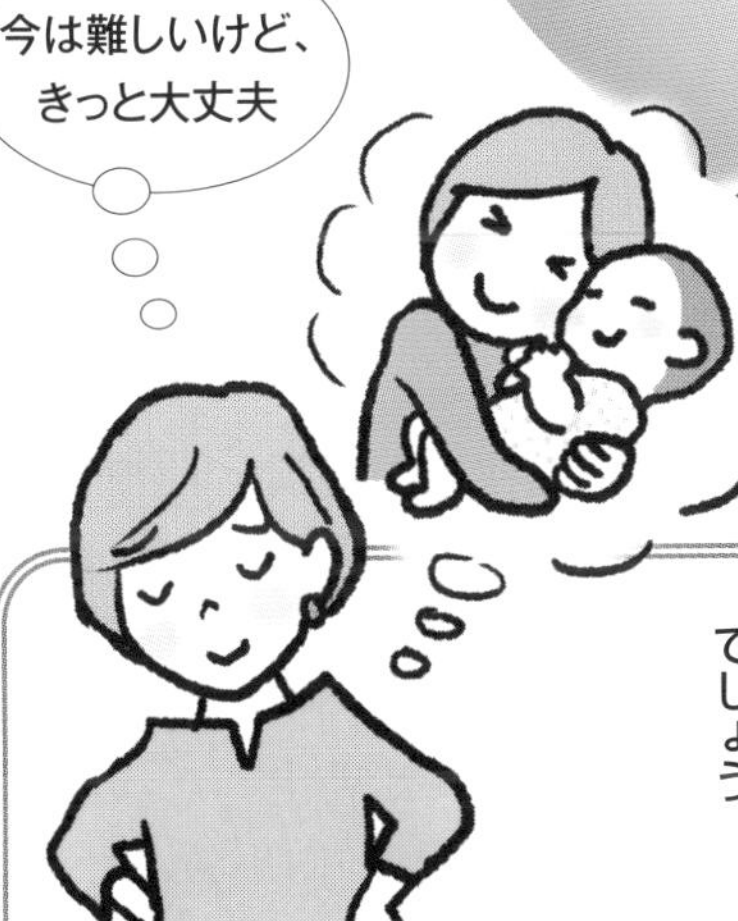

世話をする、だっこする、いっしょに遊ぶなどといった経験のくり返しにより、安定したアタッチメントが保たれていく

「みえないへその緒」があれば大丈夫

小さな子どもと特定の養育者（多くは母親）の間に存在する情緒的な絆を、アタッチメントといいます。幼い子どもはときに親から離れて行動したがる一方で、不安を感じればすぐに戻って安心感を得ようとします。アタッチメントは、子どもの「安全基地」である親と、子どもとをつなぐ「みえないへその緒」のようなものなのです。

成長とともに親離れは進みますが、子どもが大きくなってもアタッチメントは消えてなくなりはしません。いざというときにはお母さん（お父さん）を頼ったり、心の支えにしてくれるでしょう。

子どもの話を聞く

肯定的な受け答えで「聞き上手」になる

なかなか自分の思いを話してくれない子どもが、ふとしたタイミングで、大人に相談をもちかけることがあります。求められているのは、気のきいた答えではありません。子どもの話をよく聞いてください。

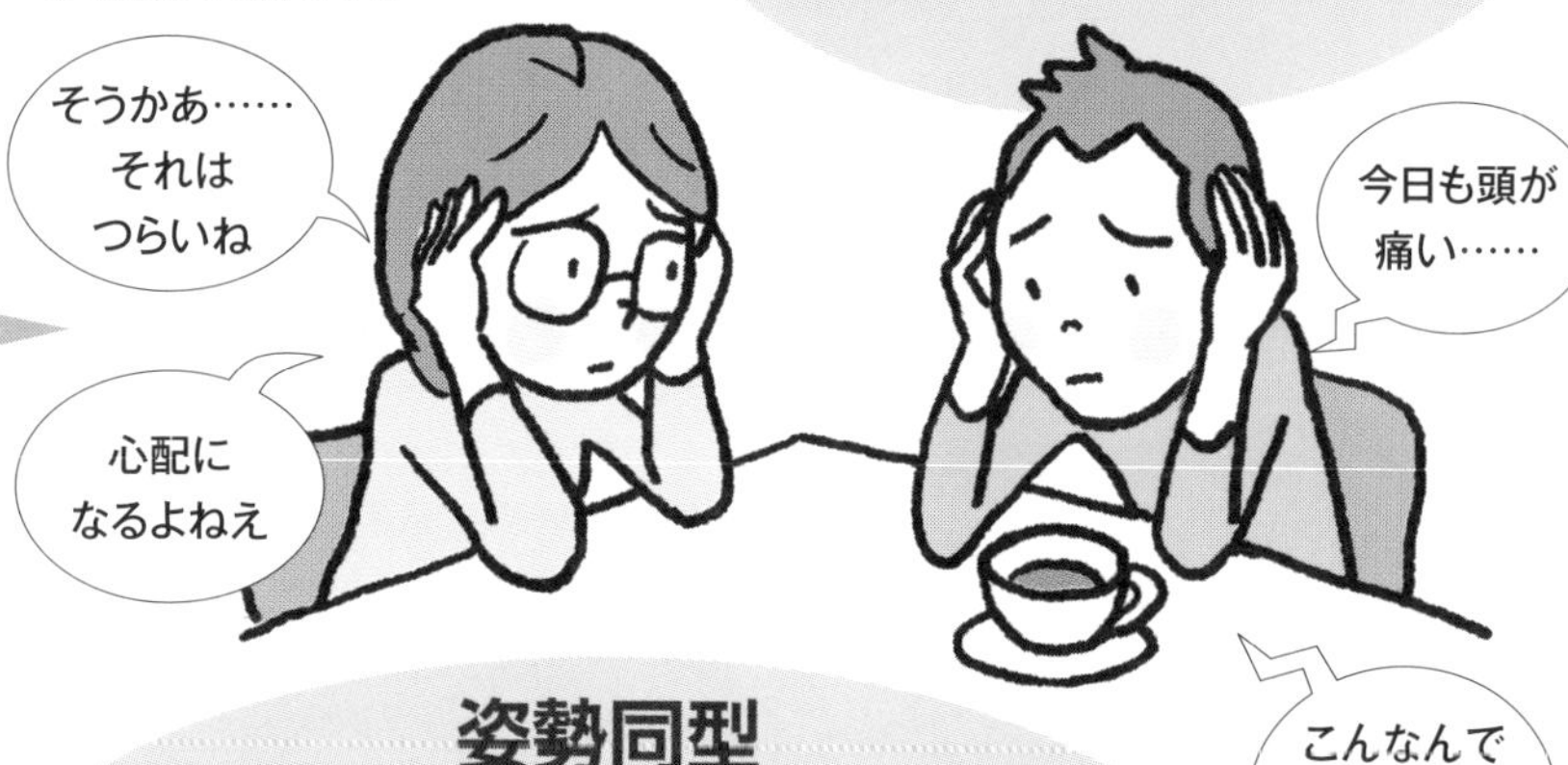
そうかあ……
それは
つらいね
心配に
なるよねえ
今日も頭が
痛い……
こんなんで
卒業できん
のかな

子どものペースに合わせよう

子どもが自分の考えや悩みを話しだしたときは、矢継ぎ早に質問をくり出すのではなく、子どものペースに合わせることが大切です。

傾聴

「正しい解答」を示そうとあせらず、まずはじっくり話を聞きましょう。子どもの言葉を言下に否定したり、反論したりすれば、そこで話は終わってしまいます。子どもは「相談してもムダ」と話をしなくなるでしょう。

姿勢同型

子どもが座ってひじをついていたら、自分も座ってひじをつく、子どもが静かでゆっくりとした口調なら、自分も同じように静かにゆっくり話すなど、姿勢や口調を合わせることで話しやすくなるとされます。

「わかってもらえた」と感じると悩みは軽くなる

病状への不安や、学校生活での問題、勉強についての悩みなど、起立性調節障害（ＯＤ）の子どもはさまざまな困難に直面し、悩みをかかえていることが多いものです。ふだんは家族に悩みを話すことはなくても、「いつでも聞くよ」という姿勢を保っていれば、子どもが自分の気持ちや考えを話しだすこともあるでしょう。

そのようなときは、話をよく聞き共感を示しましょう。「わかってもらえた」と感じると、それだけで悩みは軽くなり、前向きな気持ちも生まれやすくなります。どうすればいいか、いっしょに考えていきやすくもなるでしょう。

カウンセリングの手法に学ぶ聞き方のポイント

カウンセリングの場では、相談を受ける側は徹底して聞き役にまわり、途中で自分の意見はさしはさまないのが原則です。「カウンセリング」という改まった場ではなくとも、子どもと話すときは、次のようなことを心がけましょう。

受容

うん、うん

そうなんだ（そうだったんだ）

少しオーバーアクションぎみに反応してもよい

共感

それはつらいね（つらかったね）

たいへんだね（たいへんだったね）

子どもが感じたり、考えたりしていることを理解し、「○○なんだね」と言葉で示す

支持

それでいいよ

それでよかったんだと思うよ

子どもの話すことを否定しない

保証

大丈夫だよ

なんとかなるから、心配ないよ

実際、たいていのことはなんとかなる

援助

なんでも言って

いっしょに考えよう

頼っていい、助けを求めていいと、伝えよう

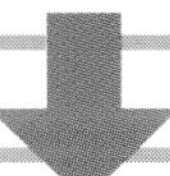

提案は次のステップ

子どもの話す内容に、「どうしてそんなふうに？」と思ったり、「それは違う」と否定したくなったりすることがあるかもしれません。子どもの目がある一点にしか向いていないようなら、「ほかの可能性もある」「現実的な選択肢としては、このようなものがある」などと、具体的に示していってもよいでしょう。

子どもの話を否定し、「正しいこと」を教えようとする

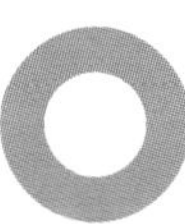

子どもの考えを「あなたは、そう思うんだね」と受け止めたあと、「こういう見方もできる」などと、複数の見方や、複数の選択肢を示す

プラス思考を実践する

増やしたいのは「ありがとう」と「いいね！」

症状がなかなかよくならない、学校に行けない日が続いているなどという場合、子どもの自尊感情（自己肯定感）は低下している可能性があります。そんなときこそ、肯定的な言葉を使っていきましょう。

「ありがとう」を増やす

「ありがとう」という言葉には、その言葉をかけられた人に、自分の行動は認められている、自分の存在が受け入れられていると感じさせる力があります。意識的に増やし、子どもの自尊感情を高めていきましょう。

簡単な頼みごとをする

子どもの自発的な行動を待っているだけでは、「ありがとう」の言葉をかける機会はそう多くはありません。ごく簡単なお手伝いを頼み、子どもが動き出したらすぐに声に出してはっきり伝えます。

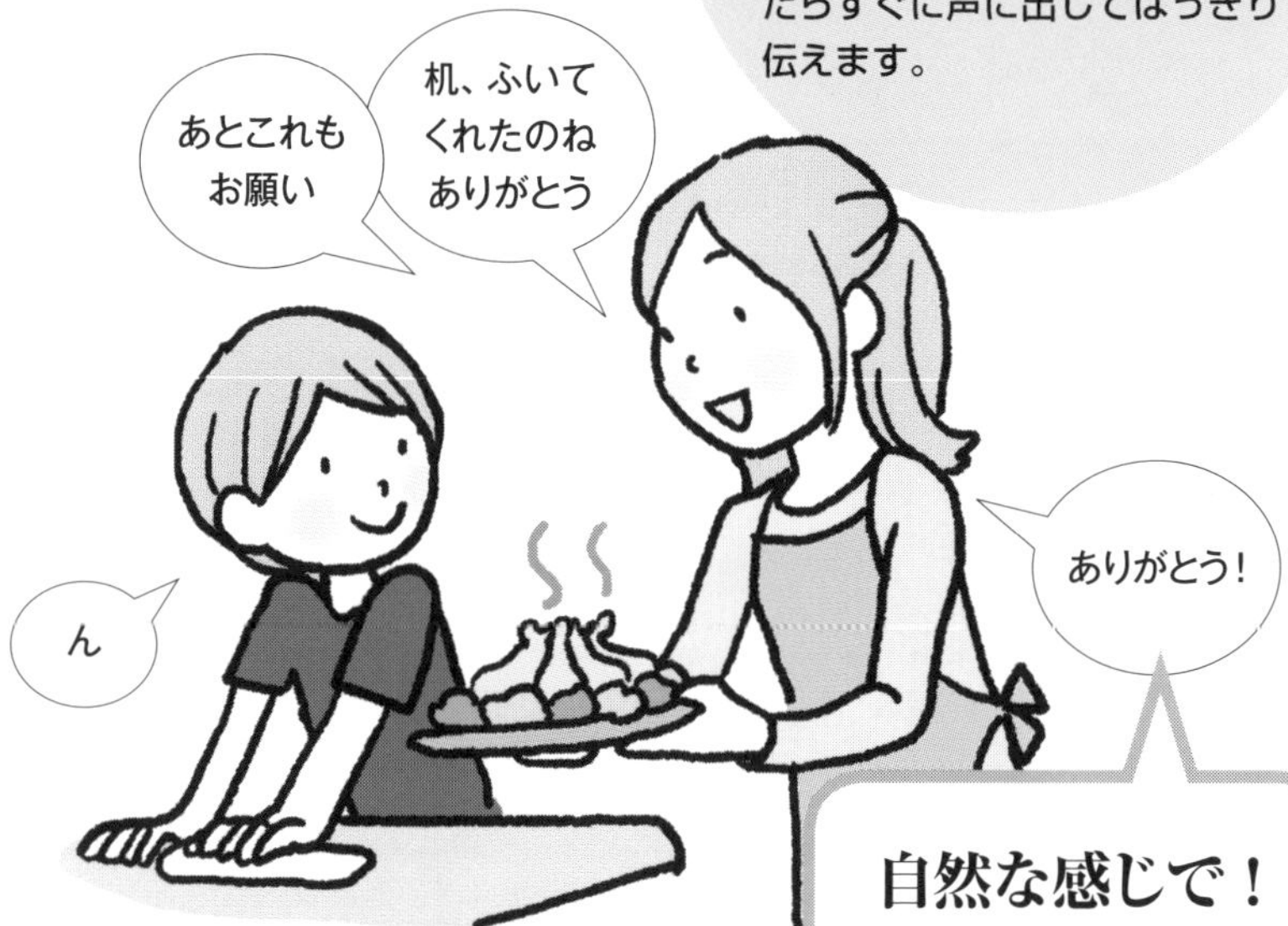
机、ふいて
くれたのね
ありがとう
あとこれも
お願い
ん
ありがとう！

自然な感じで！

頼んだことを子どもが実践したら、感謝の意を言葉にして伝えましょう。ただし言いすぎると子どもが気持ち悪く思うかも。不自然にならない程度にしておきます。

「お手伝い」には別の効果も

窓ふき、雑巾がけなど、ときには「ちょっと面倒」なお手伝いを頼んでみるのもよいでしょう。運動量も多いうえに、ストレス緩和にも役立つ可能性があります。

ストレスを緩和させる作用をもつセロトニンという脳内物質は、リズミカルな運動をしているときに分泌されやすいといわれます。しゅっしゅっとリズミカルな動きを要するそうじなどは、よいリズム運動になります。

わあ～
きれいになったね！
ありがとう！

「ダメ出し」より「よいところ」を伝える

ODの状態がはかばかしくないと、困ったところ、改善したほうがよい点に目が向きがちです。そんなときこそ「よいところ」を探し、それを口に出して本人に伝えましょう。

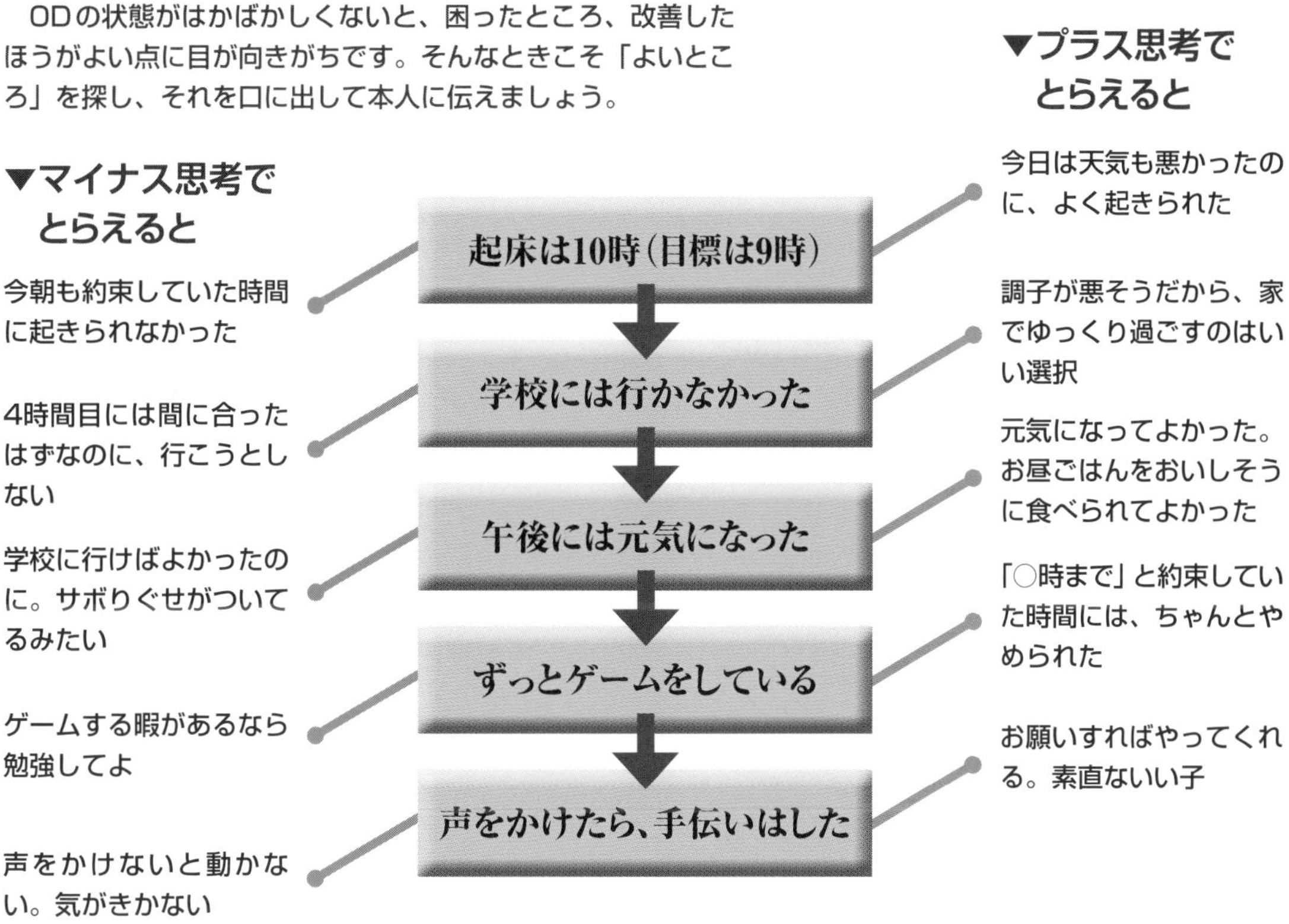

▼マイナス思考でとらえると		▼プラス思考でとらえると
今朝も約束していた時間に起きられなかった	起床は10時（目標は9時）	今日は天気も悪かったのに、よく起きられた
4時間目には間に合ったはずなのに、行こうとしない	学校には行かなかった	調子が悪そうだから、家でゆっくり過ごすのはいい選択
学校に行けばよかったのに。サボりぐせがついてるみたい	午後には元気になった	元気になってよかった。お昼ごはんをおいしそうに食べられてよかった
ゲームする暇があるなら勉強してよ	ずっとゲームをしている	「○時まで」と約束していた時間には、ちゃんとやめられた
声をかけないと動かない。気がきかない	声をかけたら、手伝いはした	お願いすればやってくれる。素直ないい子

前向きな言葉がプラス思考につながる

回復がなかなか実感できない場合、とくに学校に行けない状態が続いているときには、親子ともどもマイナス思考になりがちです。そんなときこそ「ありがとう体験」を増やしていきましょう。

だれかに「ありがとう」と言われる、自分がだれかに「ありがとう」と言うとき、自然に笑みが浮かび、なんだかうれしい気持ちになりませんか？　「ありがとう」がある空間は、ホッとできる居場所になるでしょう。

また、どんな出来事も、視点を変えれば「よい点」がみつかるものです。見過ごしたり、聞き流していたりする子どもの行動や発言のなかに、「いいな」と思えることがあったりもします。「できない、無理、ダメだった」と悪いことばかりではなく、「よかったこと」に目を向けていくのも、プラス思考の実践につながります。

チャレンジを応援する

「好きなこと」がみつかれば踏み出す力になる

好きなことに取り組むのは、子どものエネルギーをためるよい方法です。「これ、やってみたい！」という気持ちを応援していきましょう。

元気に過ごせる時間帯に集中して取り組む

夕方から夜にかけての「元気に過ごせるゴールデンタイム」には、子どもが自分の好きなことに集中して取り組めるとよいでしょう。

好きなことを尋ねると多くの子どもは「ゲーム」と答えます。「やることがないからゲームをしている」というお子さんもいます。

診療の場で、「ゲームもいいけれど、ゲームでハイスコアをとっても、家族はたぶん喜ばないよね。みんながうれしくなることができるといいかもね」と話すと、子どもたちは苦笑しながら聞いています。

形に残せるもの、音楽のように表現するものなら、うまくできた

エネルギーをためるには

エネルギーが十分にたまらなければ、回復に向けた歩みは進みにくくなります。生活を整えていくだけでなく、「好きなこと」に取り組むのも、心の充電につながります。

健康的な生活

(→P67)

＋

好きなことに取り組む

症状の改善に直接結びつくようには思えないかもしれません。しかし、「やってみたいこと」「がんばればできそうなこと」をみつけ、取り組んでいくうちに、次の一歩へと踏み出すエネルギーはたくわえられていきます。

好きなことをみつけて取り組む

レベルアップを目指してがんばる

継続する

「自分にはこれがある」という自信になる

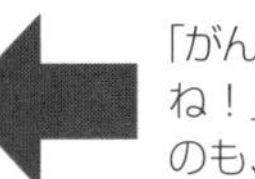

「がんばったね！」「すごいね！」などと評価されるのも、エネルギーになる

子どもの好きなことでいい

子どもが「好き」になりうることはいろいろあります。大人の価値観を押しつけず、子どもの興味・関心に沿った取り組みを応援しましょう。

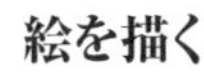

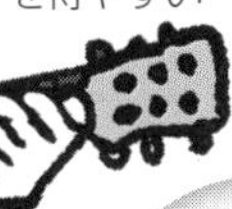

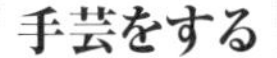

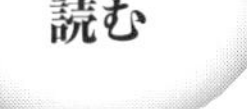

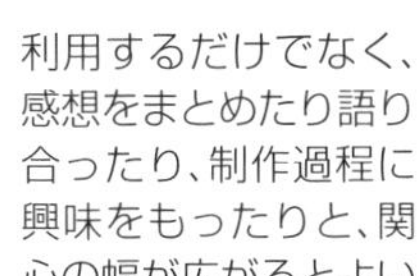

形を残せるもの、表現するものは取り組みの成果がみえやすく、達成感を得やすい

利用するだけでなく、感想をまとめたり語り合ったり、制作過程に興味をもったりと、関心の幅が広がるとよい

ゲームやスマホのルール

「ゲームや動画視聴ばかりでは……」と気にする親御さんが多いのですが、楽しみのひとつであり、取り上げるのは現実的ではありません。子どもと一度ゲームやスマホの効罪を話し合ったうえで、利用時間を決めていきましょう。

ときの喜びを家族も共有しやすくなります。それとなく別のことにも目を向けられるよう、しかけを考えてもよいでしょう（→P79）。

親自身も「好きなこと」をみつけよう

「好きなこと」をみつけ、がんばって取り組むのは、大人にとっても充電をはかるよい方法です。没頭して取り組んでいる間は不安や心配が薄らぎやすくなり、気持ちのリフレッシュにもなります。子どもと落ち着いて向き合えるようになるかもしれません。

ときには子どもに留守を任せ、自分が楽しむ時間をつくるのも、長い療養生活を乗り切るコツのひとつ

目標を設定する

達成しやすい目標を積み重ねていこう

「こうしたい」「こうなるといい」という願いは、ただ漠然と願っているだけでなく、具体的な目標を立て、それをクリアできるように取り組んでいくのがおすすめです。

高すぎる目標はハードル(障害物)になる

いきなり高い目標だけをかかげても、体の調子が悪かったりとび越え方がわからなかったりすれば、クリアできないハードル（障害物）に。「挑戦しよう」という意欲もそがれてしまいます。

- 朝は7時に起きる
- 無遅刻・無欠席を目指す
- 不登校だが進級後は毎日登校する
- 勉強の遅れをすべて取り戻す　など

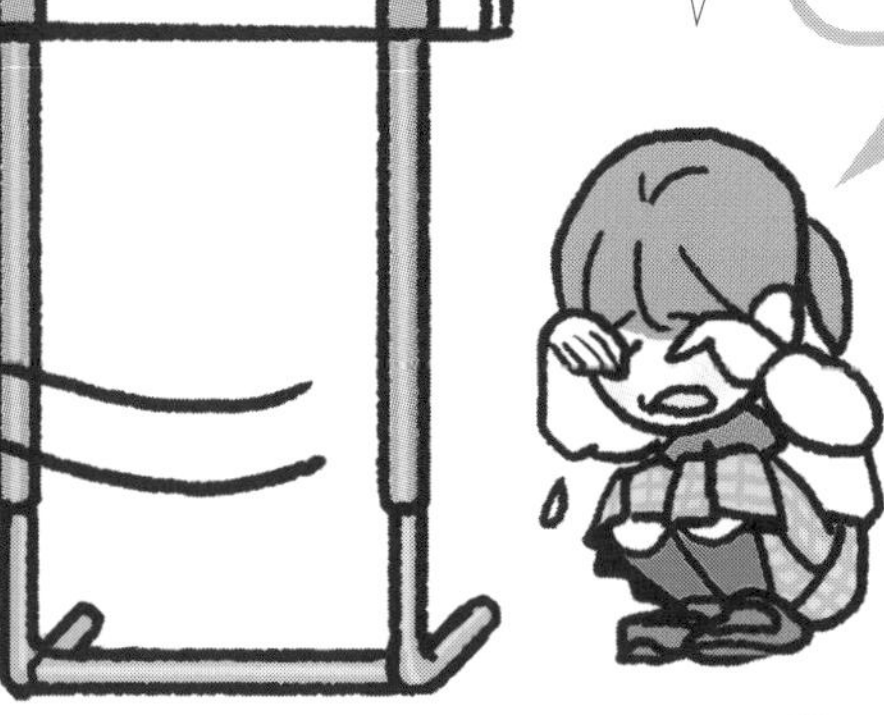

ハードルは低いほうがいい

具体的な目標は、とび越えずともまたぐだけでクリアできるくらいのことにしておきます。小さな達成感を積み上げていくことが自信につながります。

一つひとつのハードルは低くても、達成感を味わいながら進むうちに、大きな目標に近づいていくでしょう。

- 昼までに起きる
- 1週間に1度、学校に行ってプリントを受け取る（放課後でもOK）
- 洗濯物を取り込む手伝いをする
- 漢字を１日１個覚える

など

こっちは楽々だよ！

目標の立て方のポイント

大きな目標は、何段階かに分けて達成を目指しましょう。保護者や学校の先生などが、ハードルの高さの設定や越え方をいっしょに考えることも大切です。

行動を促すときは「しかけ」を考える

子どもが目標を見いだせなかったりするようなら、見守る姿勢から一歩踏み出し、ちょっとしたしかけを考えてみましょう。

行動経済学や行動科学の分野では、「ナッジ（ひじで軽く突く）」という考え方が注目されています。強制するのではなく、人々が自発的に望ましい行動を選択するように促すしかけや手法がナッジです。あくまでもそっとつつくだけ。突き飛ばさないようにしてください。

店のレジ前など、床に一定の間隔で描かれたラインや足形のマークなどはナッジの典型例。自然にその位置に立つ人が多い

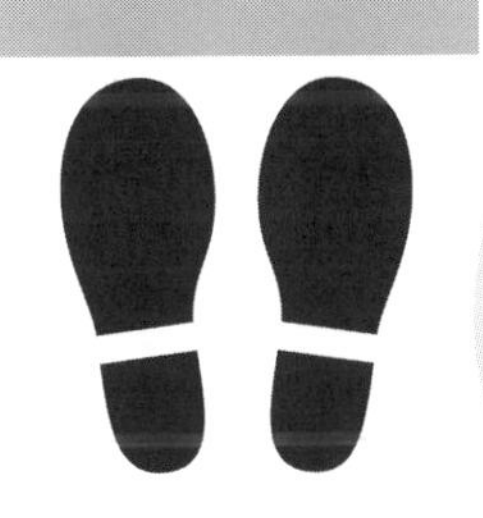

- 学校からのお知らせのプリント、進路を考える参考になる資料などを、目につくところに置いておく
- 子どもが決めた「自分の時間割」など、決めごとは紙に書いて貼る
- 子どもの興味をひきそうなもの（本、漫画、道具など）を用意しておく　など

ハードルが高いならとばなくてもいい！

下げられないハードルは、くぐって通り抜けるくらいのつもりでいればよいでしょう。

- 中学校は不登校でも進学可能
- 高校を卒業できなくても、大学や専門学校に進む道はあるなど

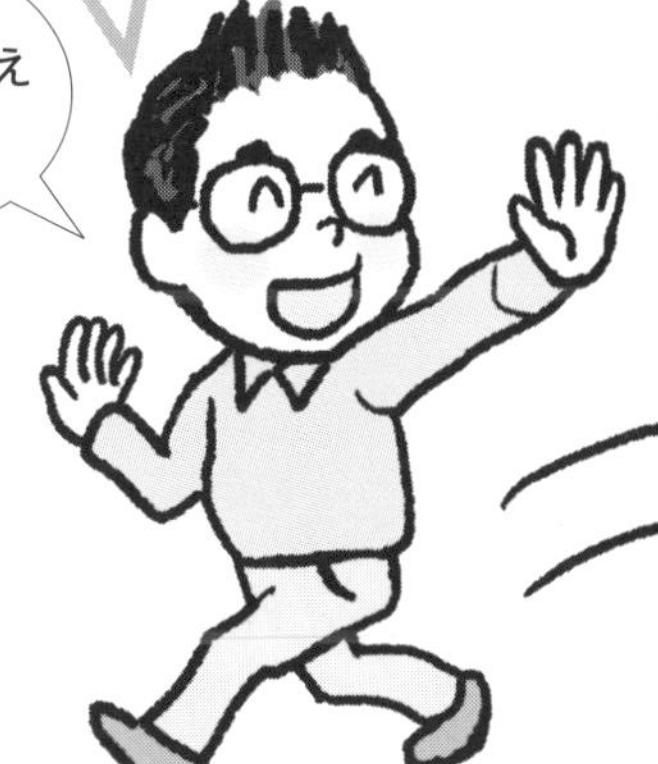

小さな達成感の積み重ねが先に進む原動力になる

起立性調節障害（ＯＤ）の症状が強い間は、体調に合わせて無理のない生活を送るのが基本です。一方で、目標がないままでは、「自分の時間割」（→Ｐ50）を守るモチベーションは低下しがちです。具体的な目標を立て、その達成を目指しながら過ごすとよいでしょう。

注意したいのは目標の立て方です。ＯＤは、ある日突然、症状が出なくなるというものではなく、少しずつ、階段をのぼるようによくなっていくものです。体調を考慮せず、初めから高い目標をかかげて達成しようとすると、挫折感を味わうおそれがあります。まずは「楽勝！」と思えるくらいのことを目標とし、一つクリアできたら、次に進むといったように、無理なく進めるステージづくりが重要です。子どもといっしょに考えていきましょう。

親の不安を解消する

ひとりでがんばらず、相談できる場へ

子どもには支え手の自分がいるけれど、自分はひとりでがんばるしかないと思っていませんか？　そんなことはありません。親自身のケアも必要です。

子どもの改善が実感できない

●具合が悪そうな状態が続いている

●学校に行けない状態が続いている

親自身が不安定な状態になる

●自分を責める一方で、子どもの状態を心から納得できない

●先がみえないことに不安を強める

●気持ちのやり場がない

視点を変える！

それだけ病状が重いのだ

回復に時間がかかっているのは、だれのせいでもありません。それだけ病状が重い、重症度が高いからです。

子どもを疑ったり、自分を責めたりする気持ちが減ると、落ち着きを取り戻しやすくなるでしょう。

不安・悲観は悪循環のもと

子どもがかかえている問題には、家族、とりわけ親の不安定さが影響していることもあります。その場合、家族が落ち着きを取り戻すことで、悪循環から抜け出しやすくなります。

「共倒れ」を防ぐためにも親自身のケアを

起立性調節障害（ＯＤ）の子どもをもつ親の多くは、先のみえない不安や日々の心配、周囲の人の何気ない一言や理解のない言葉に苦しみ、心が折れる経験をしています。

だからといって、「みんなそうだから、しかたがない」というわけではありません。支え手の心が折れてしまえば、共倒れになるおそれもあります。親自身の不安や心配を解消できるように考えていきましょう。「親の会」などに参加し、同じ悩みをもつ人と話す機会をもったり、専門家のアドバイスを受けたりする機会を積極的につくるようにしましょう。

相談できる場を求めよう

子どもに関する悩みは、だれにでも気軽に相談できるわけではありません。「あなたが甘い」などという批判に、かえって落ち込むこともあるようです。

医師などの専門職や、同じ悩みをもつ人と話すほうが、心の負担は軽くなる場合が多いといえます。

「親の会」「家族の会」に参加してみる

全国各地で、親の会、家族の会を立ち上げ、活動しているグループがあります。「起立性調節障害」「親の会（家族の会）」「都道府県名」などで検索してみましょう。

■NPO起立性調節障害ピアネットAlice
■起立性調節障害（OD）家族の会～Snow～
など

病院によっては親だけの通院も

症状が重くて通院できない場合や、子どもが「通院しても治らない」などと言い、通院をいやがるようになっている場合でも、親だけは相談のために通院を続けているという例もあります。主治医の先生と相談してみてください。

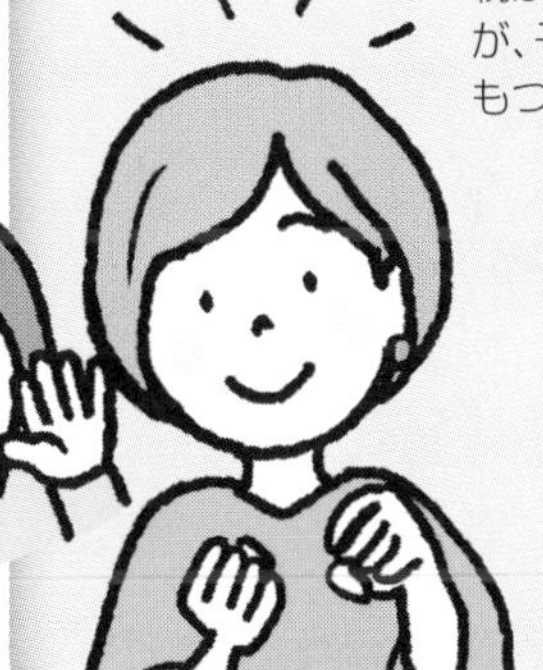

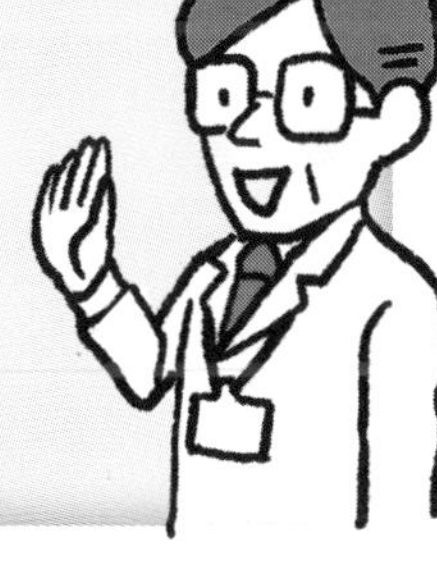

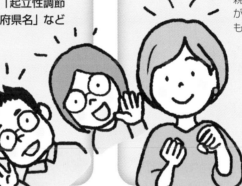

親が元気になることが、子どもの元気にもつながる

「あれが効く」「これで治る」に要注意

インターネットで「起立性調節障害」と検索すると、さまざまなサプリメントや治療法をすすめる広告が出てきたりもします。子どもの状態に悩んでいるときには、藁にもすがる思いで試したくなるかもしれません。しかし、「効いた」「治った」などと書かれていても、あくまでも「試した方の感想」であり、エビデンス（科学的根拠）が明らかなものはまずありません。

エビデンスがないものを利用するにはリスクが伴います。効果がないのに高額な料金を請求される例もあるようです。効果が証明された薬や治療法であれば、保険適用が認められているはずです。足をすくわれないためにも、不安を解消する手立てを考えていくようにしましょう。

COLUMN

親以外の大人の存在が子どもの支えになることも

ホッとできる場、人との出会いも大切

だれにとってもホッとできる居場所は必要なものですが、学校に行けない日が増えてくると、子どもは学校での居場所を失い、家でも居心地の悪さを感じるようになることがあります。そんなとき、たとえばフリースクールなどが、居場所として機能するかもしれません。

居場所探しは、人との出会いにも重なります。アメリカの心理学者、ジュリアス・セーガル氏は、自分を無条件で受け入れてくれる理解者を「カリスマティック・アダルト」と呼び、子どもの秘められた力を引き出すキーパーソンだとしています。発達障害のある子どもを支援するうえでも使われている概念ですが、起立性調節障害の子どもにとっても、「この人は自分をわかってくれる。信頼できる」と思える人の存在は重要です。

学校の先生、家庭教師、年長の友人など、気を許せる第三者は、子どもの大きな支えになります。子どもにかかわる大人それぞれが、「カリスマティック・アダルトになる」という気持ちで対応していくことが望まれます。

なお、親がカリスマティック・アダルトになることはまずありません。親は別次元の超越した存在なのです。

▼子どもの居場所・支え手になりうる大人たち

学校
先生やスクールカウンセラーなど

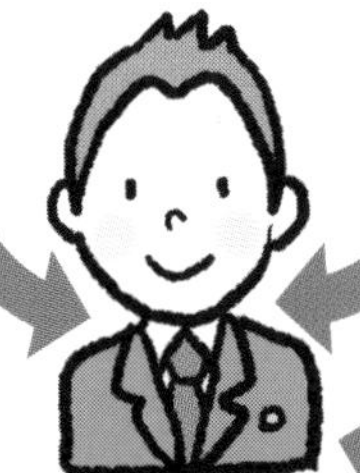

家庭
親や年長のきょうだいなど

その他
フリースクール、適応指導教室、診療所や治療院、アルバイト先（中学卒業後）、趣味のサークル活動など

第5章

学校との かかわり方

思春期の子どもにとって、学校はとても大きな存在です。
起立性調節障害（OD）の症状に苦しめられながらも、
学校に通い続けている子どももいれば、
学校に行けない時期が続く子どももいます。
子どものつらさを軽くし、次のステップに踏み出せるよう、
家庭と学校が連携し、適切にかかわっていく必要があります。

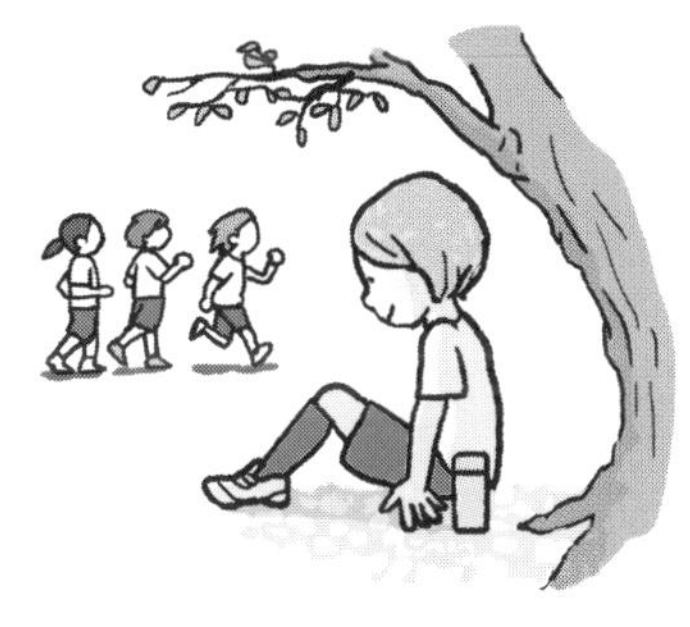

ケース例

「そうなんだ！」の広がりで過ごしやすくなる

症状ゆえの遅刻・欠席でも、起立性調節障害（ＯＤ）という病気を知らない先生や級友には「なぜ来られないか」がわからず、憶測や誤解が飛び交うこともあります。理解ある対応には、ＯＤに関する知識の広がりが不可欠です。

Dさんはこう思っていた

中学2年生のDです。私の学年には、全然学校に来ていない子や、よく遅刻してくる子がいます。なんで休んでいるのか、遅刻してばかりなのかわかりません。

友だちも多そうだったけどなあ

部活でなんかあったのかな？先生に怒られてたもんな……

あれこれ言われていたけど……

どうして来ないんだろう？

同じ小学校だったAさん。小さい頃から元気なスポーツ少年という印象でしたが、夏休みのあと、あまり姿をみせません。

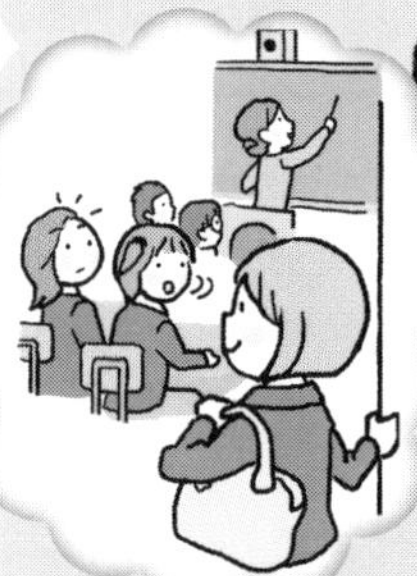

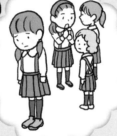

私だって早起きはつらいけど、がんばってるのに……

Cさんは中学校からの友だちです。よく遅刻してきて先生にも注意されるし、私も友だちとして心配で、「早く寝て早く起きなよ！」などと言っているのですが、本人は「朝は苦手で～」とあんまり気にしてないみたいです。

Bさんは、小学生の頃から学校を休みがちで、「体が弱い」とか「おうちの事情」とか、「受験のための塾通いでたいへん」とか、いろいろ噂されていました。同じ公立中学に進んだのは意外でしたが、中学校も全然来てないんですよね。

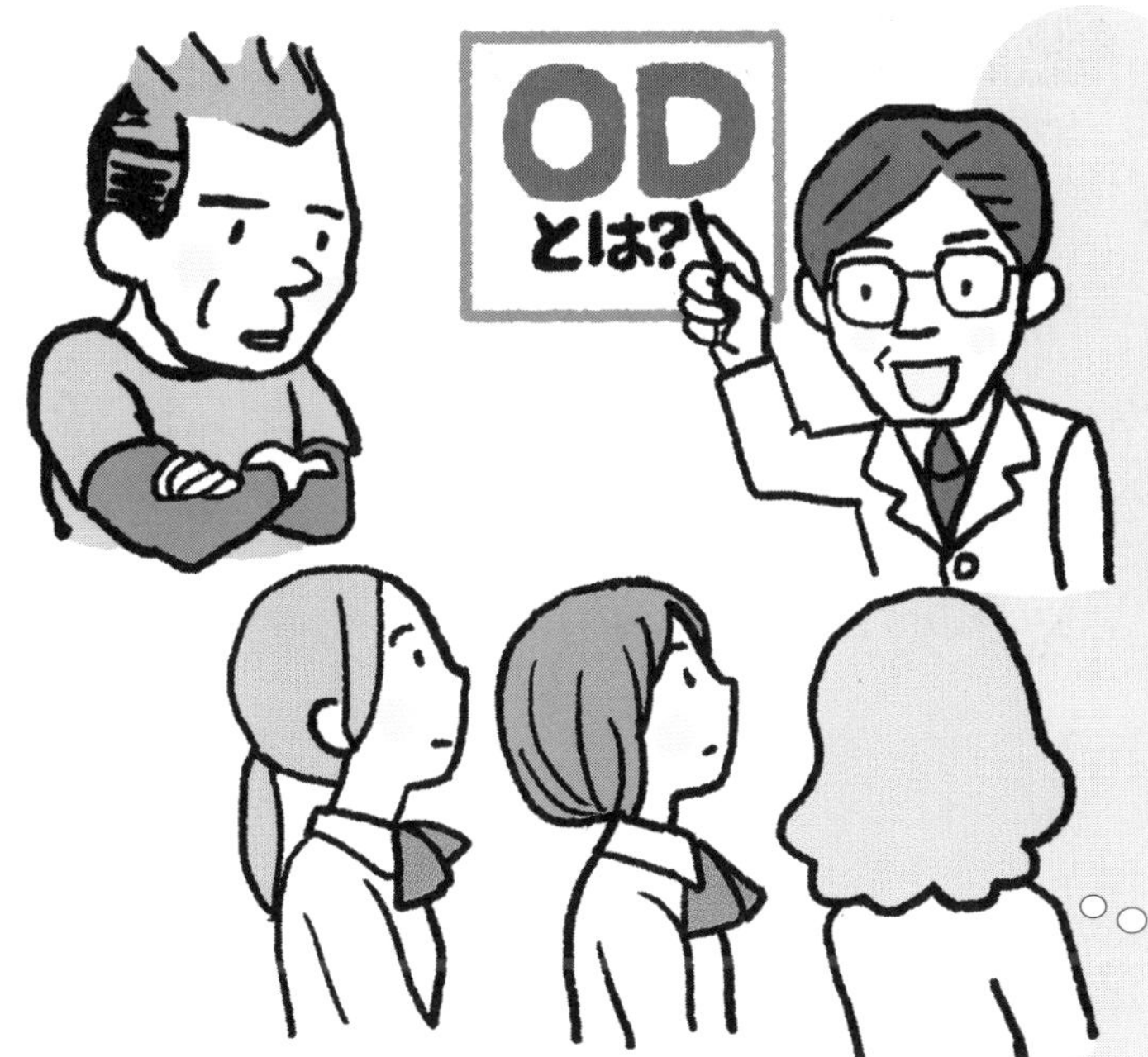

Dさんは知った

そんなある日のこと、外部講師による特別授業がありました。テーマは「起立性調節障害(OD)」。中学生の1割にみられる病気だそうで、症状がひどいと、学校に来られなくなる子も多いのだそうです。

以前、Aさんを叱りつけていた先生も、神妙な顔で聞いていたのが印象的でした。

ああ、Aさんも
Bさん、Cさんも、
これか!?

Dさんは変わった!

起立性調節障害(OD)という病気があることを知り、Bさんの事情もわからないまま、いろいろ噂していた自分がちょっと恥ずかしくなりました。今度会ったら、ちゃんと話してみたいです。Cさんにも厳しい言葉をかけていたけど、そういうのはもうやめようと思います。

私だけでなく、先生の様子も変わったように思います。Aさんが先生と明るい表情で話しているのをみて、ホッとしました。

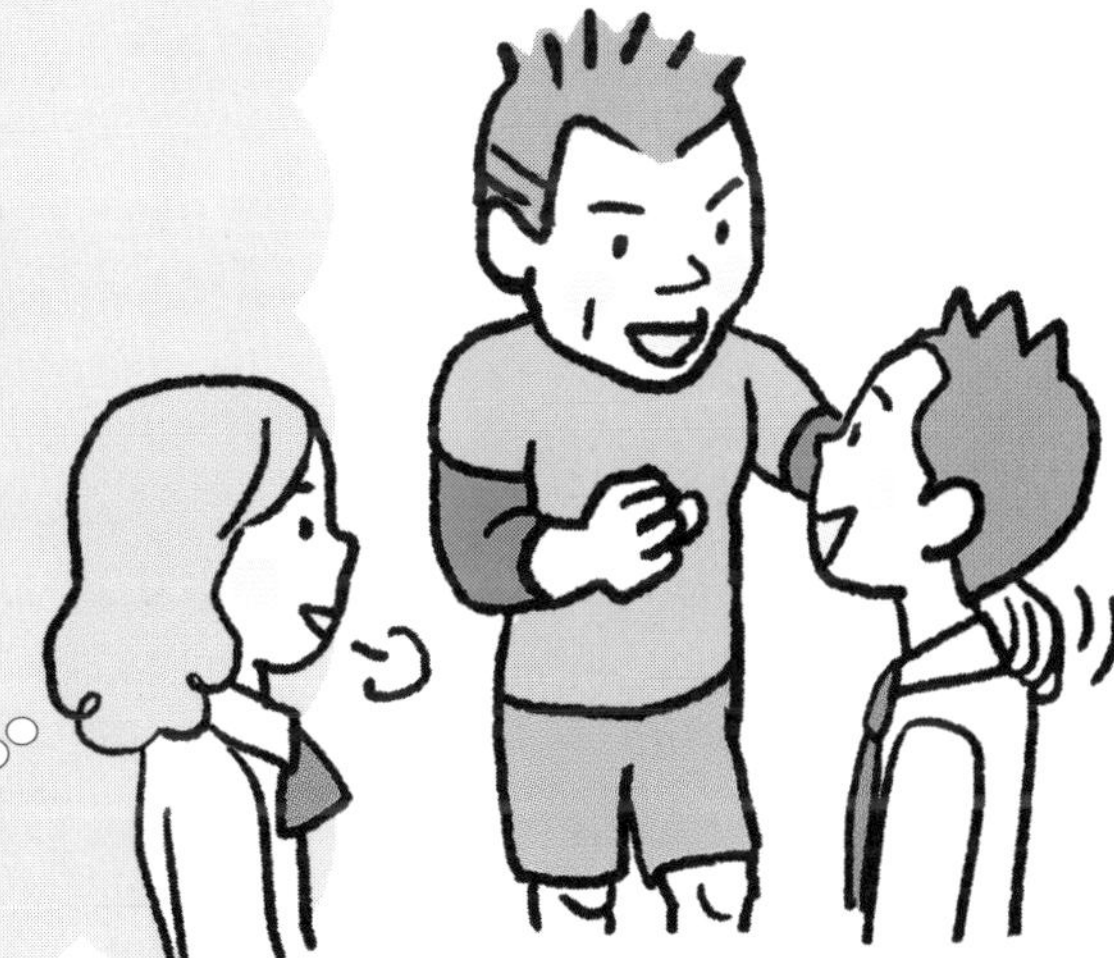

よかった……

多くの子は「みんないっしょ」を望んでいる

みんなと同じようにしたいけれど、みんなのペースに合わせようとすると症状が出やすくなる——起立性調節障害（OD）の子どもはこうした点に悩んだり苦しんだりしています。

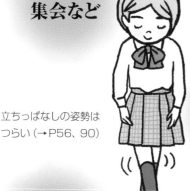

学校生活でつらいこと

学校での対応を考えるうえで、学校生活のどんな場面でつらさを感じやすいのか、ODの子どもの現状を把握しておく必要があります。

朝礼や集会など

立ちっぱなしの姿勢はつらい（→P56、90）

授業開始・終了時の「起立・礼」

きびきびした動きを求められると、急激な姿勢の変化に体内の調整が追いつかず、症状が出やすくなる

合唱大会の練習

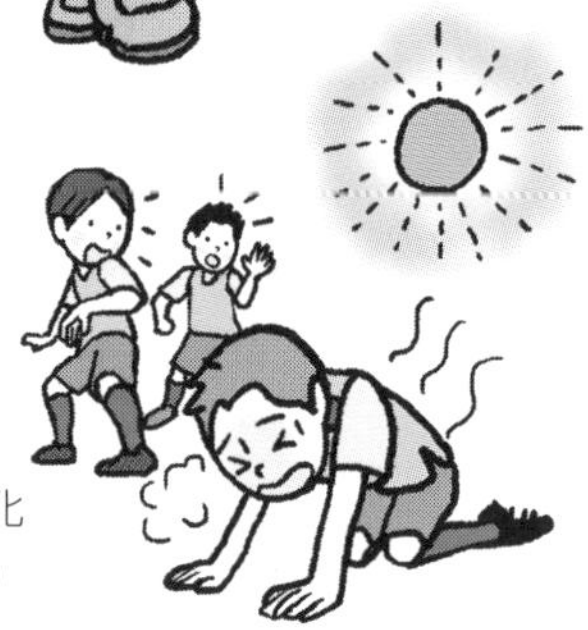

体育の授業

とくに暑い時期は症状の悪化につながりやすい（→P30）

だれもが無理なく過ごせる工夫が必要

起立性調節障害（OD）の子どもが、学校生活で「つらい」と感じていることはいろいろあります。体調が悪いまま登校し、症状が出やすい状況に置かれ、さらにつらい思いをする体験が重なると、だんだん学校に行きづらくなるおそれもあります。

だからといって、特別扱いしてほしいわけではありません。多くのODの子どもは「みんなと同じようにしたいだけ」なのです。診断を受けている子どもへの配慮は必要ですが、中学生の一割にODの傾向があることを考えると、だれもが無理なく過ごせる工夫を考えるのも大切でしょう。

●友だちの視線を感じるのがいやで、学校に行きづらくなっているようなら、「みんな自分のことで忙しいから、10秒たったらほかのことをしてるよ」と伝えてみる
●友だちに「どうして遅刻ばかりなの？」と聞かれたら、「お医者さんから早い時間に登校するのは止められているんだ。治療方針の一つなんだって」と答えるようにすすめてもよい

遅刻して教室に入るとき

遅い！

また？

教室までの階段の上り下り

給食

午前中から昼頃までは、体が活動モードになりにくく、症状が出やすい

授業に集中できない、欠席が多いなどという状態が続くと、成績が低下することも（→P92）

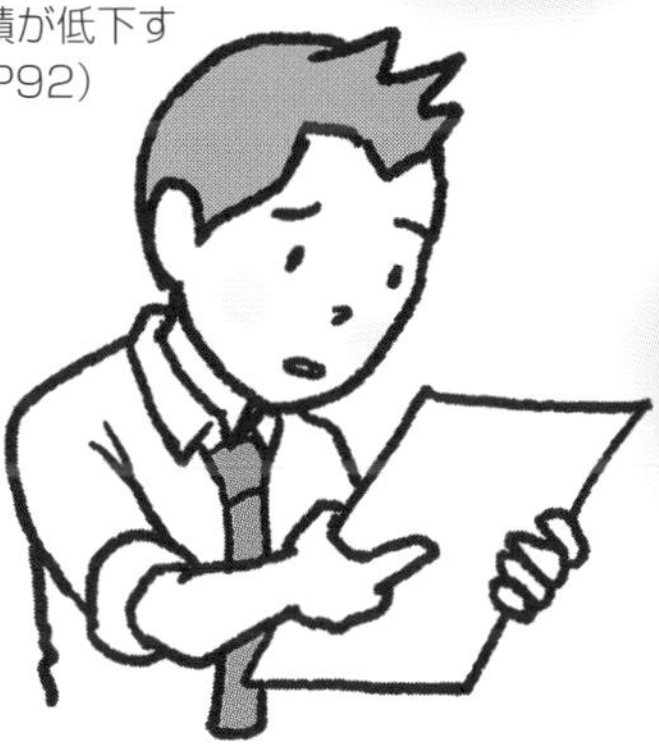

理解のない声かけ

最近、怠けてない？

しっかりしないとね

もっとがんばれるよね

勉強の遅れ

学校内で情報共有、対応を考えていく

学校生活で、上記のようなことで困っている子どもは、起立性調節障害という「体の病気」をかかえている可能性があります。

不調の原因を「怠け」などと決めつけず、家庭とも連携し、学校関係者が情報を共有、協力しながら対応を考えていくことが望まれます。

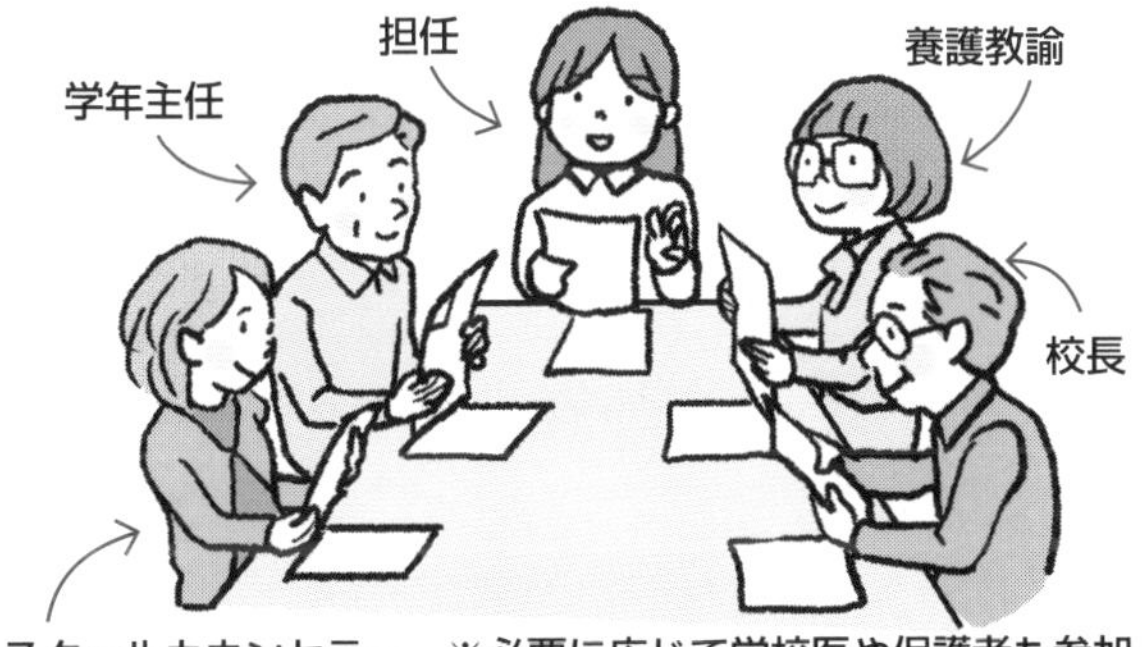

担任　学年主任　養護教諭　校長　スクールカウンセラー

※必要に応じて学校医や保護者も参加

連携をはかる

医師の「診断書」は家庭と学校をつなぐもの

無理なく学校生活を送るには、家庭と学校との情報共有が欠かせません。診断がついているのなら、医師に診断書を書いてもらい、学校に提出するとよいでしょう。

診断書を用意のうえ、学校側と相談を

近年、学校現場でも起立性調節障害（ＯＤ）の認知が進んでいますが、必ずしもすべての学校、すべての関係者がＯＤを正しく理解し、適切に対応できているとはいえません。

子どもが学校生活につらさを感じているようなら、担任の先生や養護教諭に子どもの病状を話し、相談してみましょう。

相談の際は、できれば診断書を用意し、提出するとよいでしょう。医師の目からみた本人の状態を詳しく記した診断書は、その子に合った支援のしかたを考えるうえで大いに役立つはずです。

診断書の役割

起立性調節障害（OD）の場合、診断書の提出は義務ではありません。しかし、診断書を用意する意味はあります。

小・中学校

理解と適切な対応に役立つ

「見えにくい病気」であるODを可視化し、理解を深めるのに有効です。ODへの理解が深まれば、適切な対応につながりやすくなります。

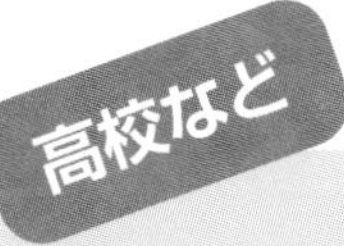

進級・卒業の判定材料になることも

進級・卒業を認めるかどうか判定する基準は学校ごとに異なりますが、規定の出席日数に達していなければ、進級・卒業は認められません。ただし、診断書の提出が無意味とも言い切れません。学校には、補講などで欠席分の補充を検討してくれる場合もあります。

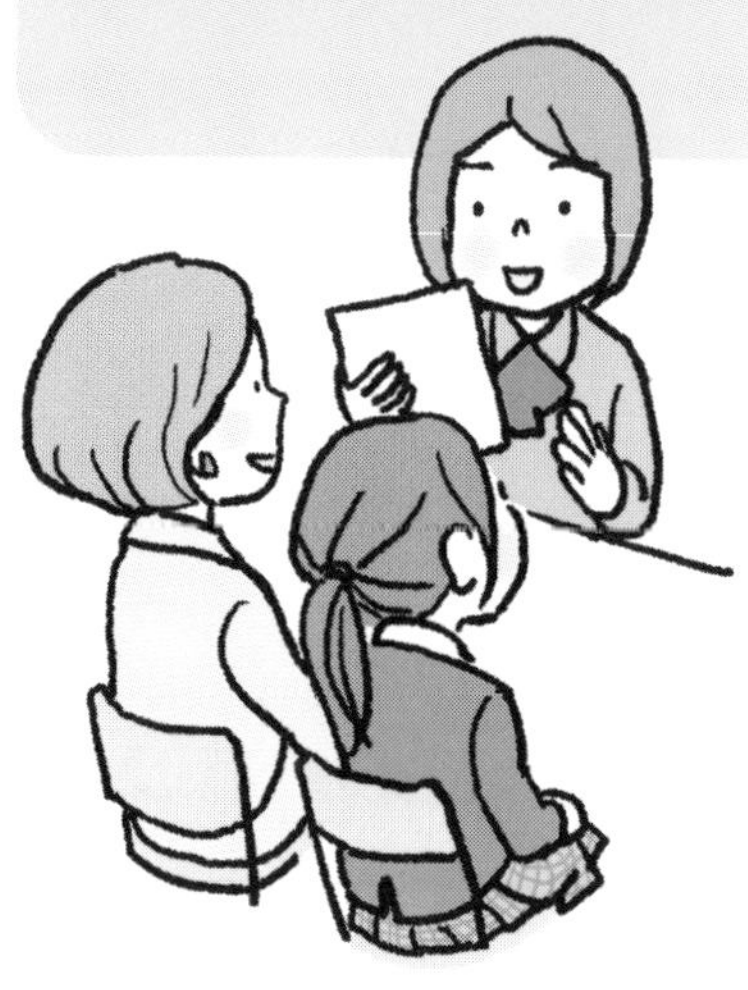

起立性調節障害（OD）の診断書の記入例

診断書の形式は医師によって異なり、記載内容も基本的には医師の判断によります。

ただし、診断書を提出する目的によって、適切な記載内容は変わってくることもあります。「学校に伝えたいこと」を医師に話したうえで、書いてもらうとよいでしょう。

診断名
起立性調節障害とするだけでなく、できればサブタイプまで明記

これまでの経過
症状や診断に至った経緯

診断の根拠
可能なら血圧や脈の変化などを具体的に

病状についての説明
起立性調節障害についての一般的な説明と、本人の病状

学校生活のなかでの対処法
本人の状態と希望に合わせて、できるだけ具体的に

診断書

住所
氏名
生年月日

病名　起立性調節障害（サブタイプ：血管迷走神経性失神）

付記

本患者さんは、朝の体調不良や立ちくらみ、頭痛から遅刻や欠席が増え、かかりつけの医院より精査目的で当科に紹介受診となりました。

血液・尿検査、胸部X線検査、頭部MRI検査では異常は認められませんでしたが、新起立試験（起立性調節障害の検査）では、あおむけで10分間安静後の血圧が105／65mmHg、脈拍数65回／分でしたが、起立後6分で急に顔色が悪くなり、血圧は80／48mmHgと低下、本来、血圧が低下すると増加する脈拍数は60 回／分と減少がみられ、立っていられなくなりました。この結果から起立性調節障害、サブタイプは血管迷走神経性失神と診断しました。

起立性調節障害は中学生の約1割に認められ、立ちくらみで朝起きられなくなり、起きてもしばらく体調不良が続きます。一方、午後から夜は元気になることが多く、朝の体調不良は「サボり」や「怠け」と誤解されることがあります。

本人は「学校に行きたいのに行けない」状態が続いています。当科では「立ち上がり方」「じっと立ち続けない、じっと座り続けない」「水分や塩分を十分にとる」などといった生活指導や、血圧を上げる薬を処方し、また心理面のサポートもおこなっています。

学校では、朝礼、体育の時間、合唱大会の練習などで立位が続くときや、「起立・礼」などの動作でも具合が悪くなり、場合によっては失神することもあります。そのような場合はあおむけに寝かせて、頭を平らにして足を少し高くすると回復が期待できます。

つきましては、学校生活において、次のような配慮をお願いいたします。

①立位の継続を避ける、②座位から立位などの姿勢の変化に留意する

また、登校できる時間を本人や家族とご相談いただければありがたく、欠席した授業の勉強についても、ご指導願えればと存じます。

上記のとおり、診断いたします。　20XX年X月X日

東京都○○○　○○病院小児科　○○○○

学校生活の注意点

体調に合わせ、悪化の予防・対処をはかる

元気そうにみえても、状況によっては起立性調節障害（OD）の症状が強く現れることも。予防策を講じたうえで、具合が悪そうな様子がみられたら、すぐに対応できる態勢が整っていれば安心です。

悪化を防ぐ3大ポイント

サブタイプや重症度に違いはあっても、「起立時」「暑さ」「水分不足」が症状の出現をまねきやすいのは、起立性調節障害（OD）の子どもすべてに共通します。

立ちっぱなしにさせない

起立姿勢で話を聞くなどということはなるべく避けます。過度に機敏な動きを強制するのも避けましょう（→P86）。

合唱の練習のときなどは、すぐに座れるように椅子を用意しておく、全員座って練習する、または希望者は座った状態で練習してもよいなど、臨機応変な対応が望ましいでしょう。

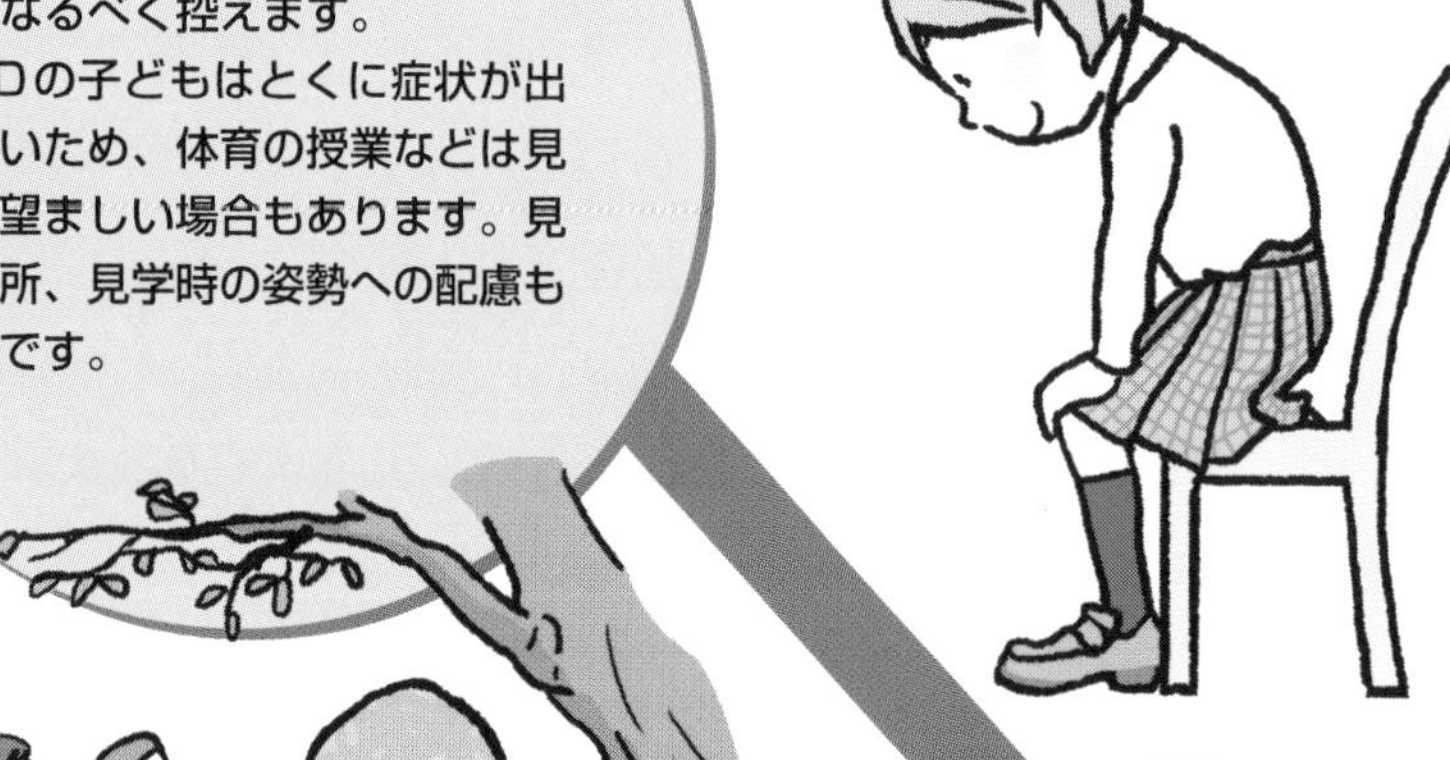

暑気を避ける

炎天下、蒸し暑いところでの活動はなるべく控えます。

ODの子どもはとくに症状が出やすいため、体育の授業などは見学が望ましい場合もあります。見学場所、見学時の姿勢への配慮も必要です。

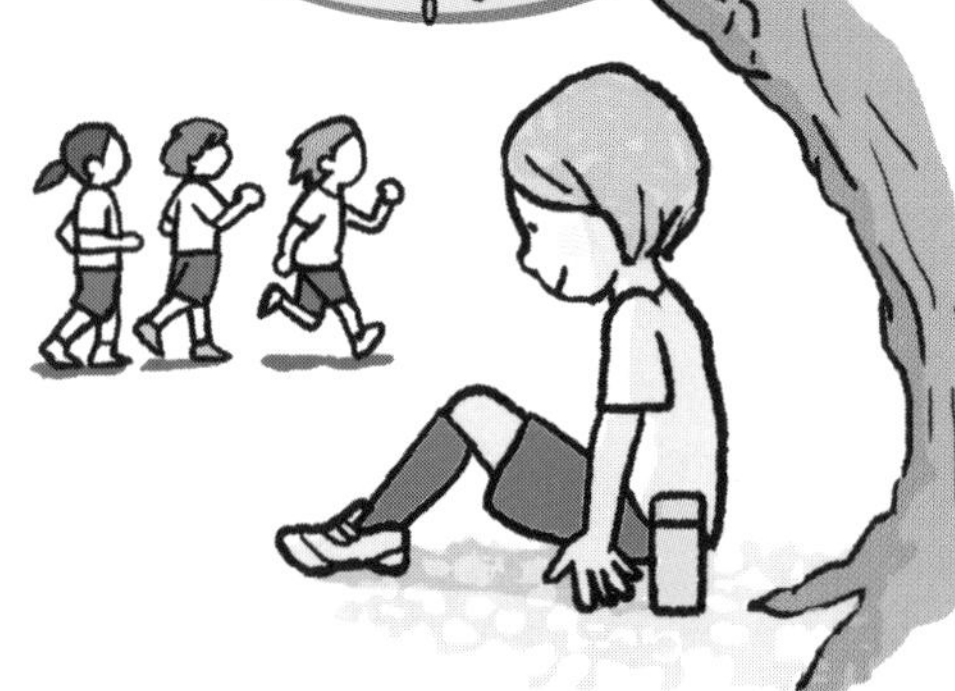

日陰の涼しいところで座って見学してよい、水筒の持参を認めるなどといったことは、少なくとも見学者全員に共通のルールとして設定するとよい

水分摂取を促す

学校全体で水筒の持参を認め、授業中でも水分補給をしてよいことにすると、水分不足による症状の悪化を回避しやすくなります。

具合が悪そうな様子があればすみやかに対応

ODの症状は、あおむけになり、頭を平らにして少し足を上げて静かにしていればやわらいでいきます。「もう少しだからがんばって」などと、無理にがんばらせようとしないでください。失神するおそれもあります。

- ●ふらつきがみられたら、すぐに支えるかしゃがませる
- ●無理に歩かせず、症状が落ち着くまで休ませる
- ●保健室などに行かせるときは、付き添いをつける

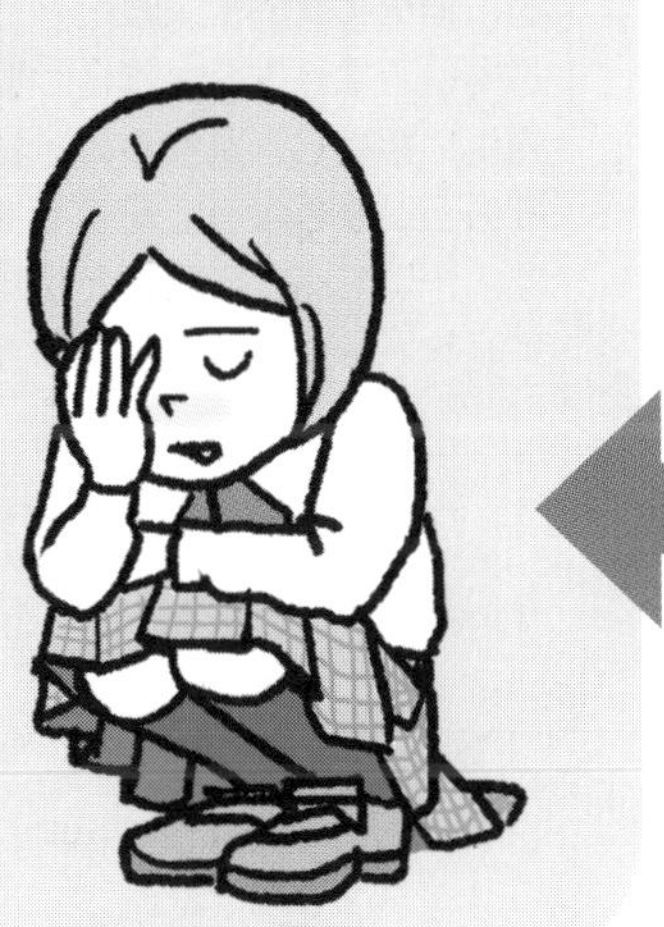

部活動だけの参加は認められる?

「午後になれば体調がよくなるので、部活動だけは参加したい」と希望する子どももいます。リハビリという観点からみればメリットは大きいといえますが、参加が認められるかどうかは学校側の判断しだいです。

また、学校からOKをもらっても、周囲の理解がないと「授業はサボっているのに……」などと、反感を買うおそれもあります。部活動のメンバーなど、周囲の子どもにも十分な説明が必要です。「病院の治療方針」と伝えるのも一案です。

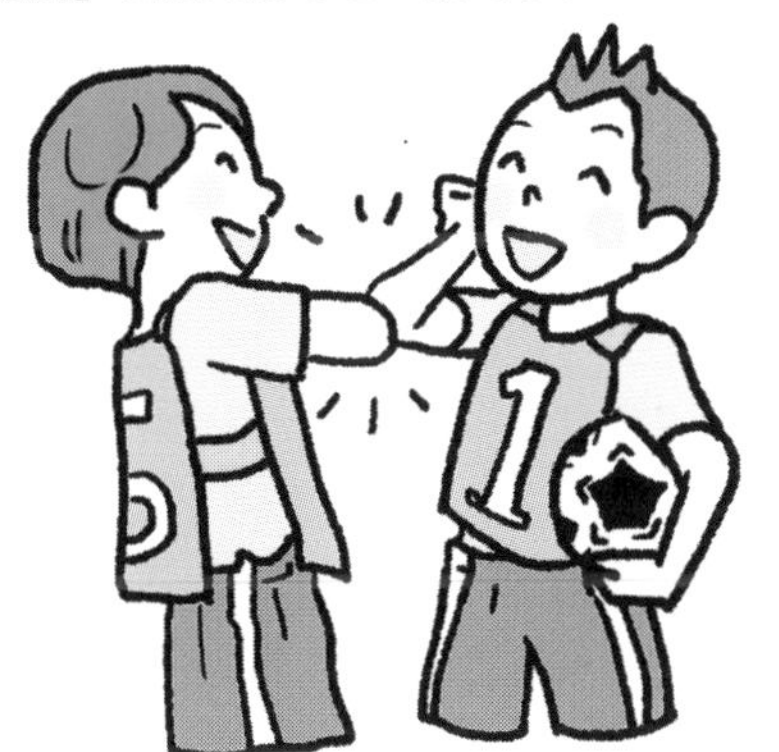

学校でも味方が増えれば子どもの居心地はよくなる

学校生活では右に示した三つのポイントは、必ず押さえておきましょう。

症状の予防を心がけていると、結果的にほかの子どもが「あの子は見学してばかり」「あの子だけ座っている」など、「どうして?」と疑問をいだくようになることもあります。本人の希望を尊重したうえで、クラスメイトには担任が事情を話したり、保護者会などで、親が子どもの状態を、ほかの子の親に伝えたりしておけば、起立性調節障害(OD)の子の心のサポートにもつながります。

P85の例のように、特別授業といったかたちでODを取り上げるのも一法です。ODゆえに困っていること、みんなといっしょにできないつらい気持ちを理解し、味方になってくれる人が増えれば、ODの子どもの居心地はぐんとよくなるでしょう。

学業について

勉強の遅れはなんとかなる。進学も可能

体調が悪い日が続き、授業に出られなかったり、出られても集中できなかったりすると学業不振になりやすいもの。しかし、その状態がずっと続くわけではありません。

通いやすくする工夫

まずは「勉強する場」である学校へ、通い続けられる工夫を考えていきます。

遅刻が多く、教室に入りづらい

校内での居場所を用意

登校できる時間が日によって違い、自分の教室に入りづらさを感じているようなら、担任や養護の先生に相談し、別室登校を検討してもらいましょう。そこでする課題についても、学校側と相談し、用意をお願いしてみましょう。

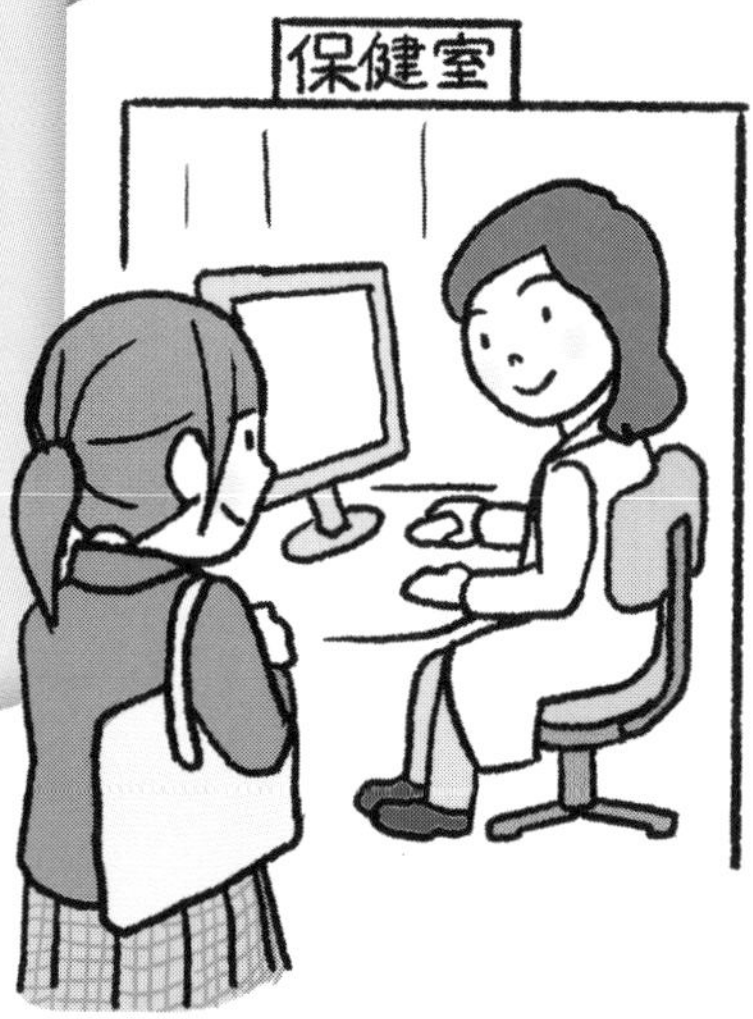

欠席が増えている／不登校の状態

働きかけ方は様子をみながら

家庭と学校との連携は保ち、学習面についても相談していきましょう。

ただし、毎朝、出欠の連絡を入れたり、学校から確認の電話がかかってきたりすることがストレスになることも。また、「(来週は)登校できそう？」などと聞かれるたびに「うまくいかない自分」を再確認して落ち込んだりする子どももいます。連絡・連携の取り方は、本人とよく相談して、決めるのが望ましいといえます。

回復が不十分なままではがんばれない

起立性調節障害（ＯＤ）は、学業成績にも影響することがあります。進級・進学に不安をいだく親御さんも少なくないでしょう。「勉

勉強との向き合い方

体調不良が続いている間、勉強に遅れが出るのはいたしかたないことです。学習のサポートは、体調や学力に合わせて進めます。

体調の改善が最優先

とくに低迷期（→P50）は、勉強に向けるだけのエネルギーがまだ十分にありません。あせらず体調の改善に努めましょう。

外部の力を借りる

夕方・夜間から塾を利用したり、家庭教師を頼んだりする家庭もあります。

学校と相談

親子だけで勉強プランを立てて実行するのは簡単ではありません。学校の先生に相談してみましょう。

- 課題のプリントなどは、放課後、体調がよくなってから受け取りに行く
- 中間テストや期末テストの試験問題をもらい、教科書をみながらそれを解いてみる
- 書店で「いちばん薄い問題集」を買ってきて、それをくり返しやってみる

中間テストや期末テストの問題は、その学期に学んだ大切なエッセンスが問われていることが多く、効率よく要点を学べる可能性がある

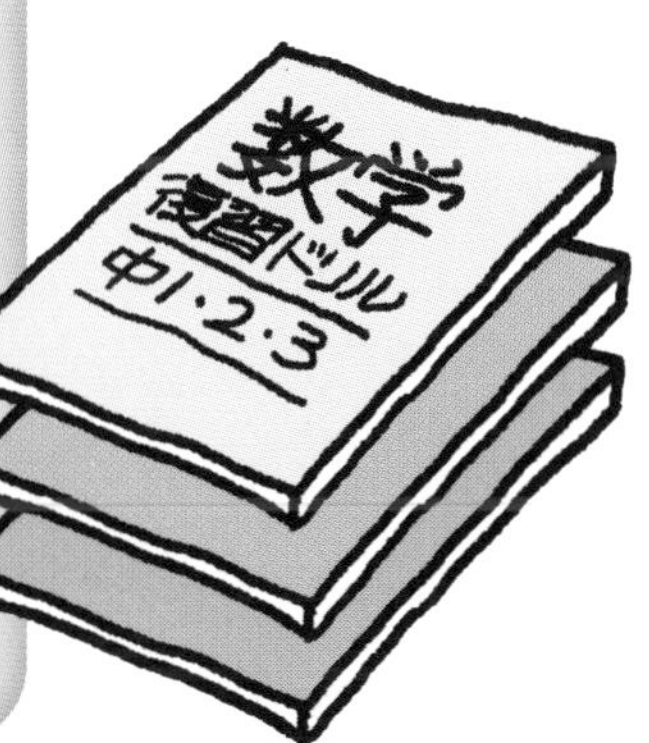

学年にとらわれず、わかる問題から取り組むようにする

中学卒業後に仕切り直す

中学校までの生活は症状と折り合いがつきにくいかもしれません。しかし、中学卒業後はさまざまな選択肢があります。内申点を重視しない学校もあります。

強がわからない」「授業についていけない」ことに、本人が大きなストレスを感じていることもあります。

しかし、体調の回復が不十分なまま、勉強をがんばろうとしても思いどおりにはいかないものです。回復とともに状況は変わっていくでしょう。

小・中学校の学業成績はどうであれ、進学は可能です。体調に合わせ、今できることに取り組んでいきましょう。

進学の選択

高校選びは「継続できそうか」という観点で

中学卒業後、多くの子どもは高校（高等学校）に進学します。高校にはさまざまなタイプの学校があります。体調に合わせ、無理なく続けられそうな学校選びが大切です。

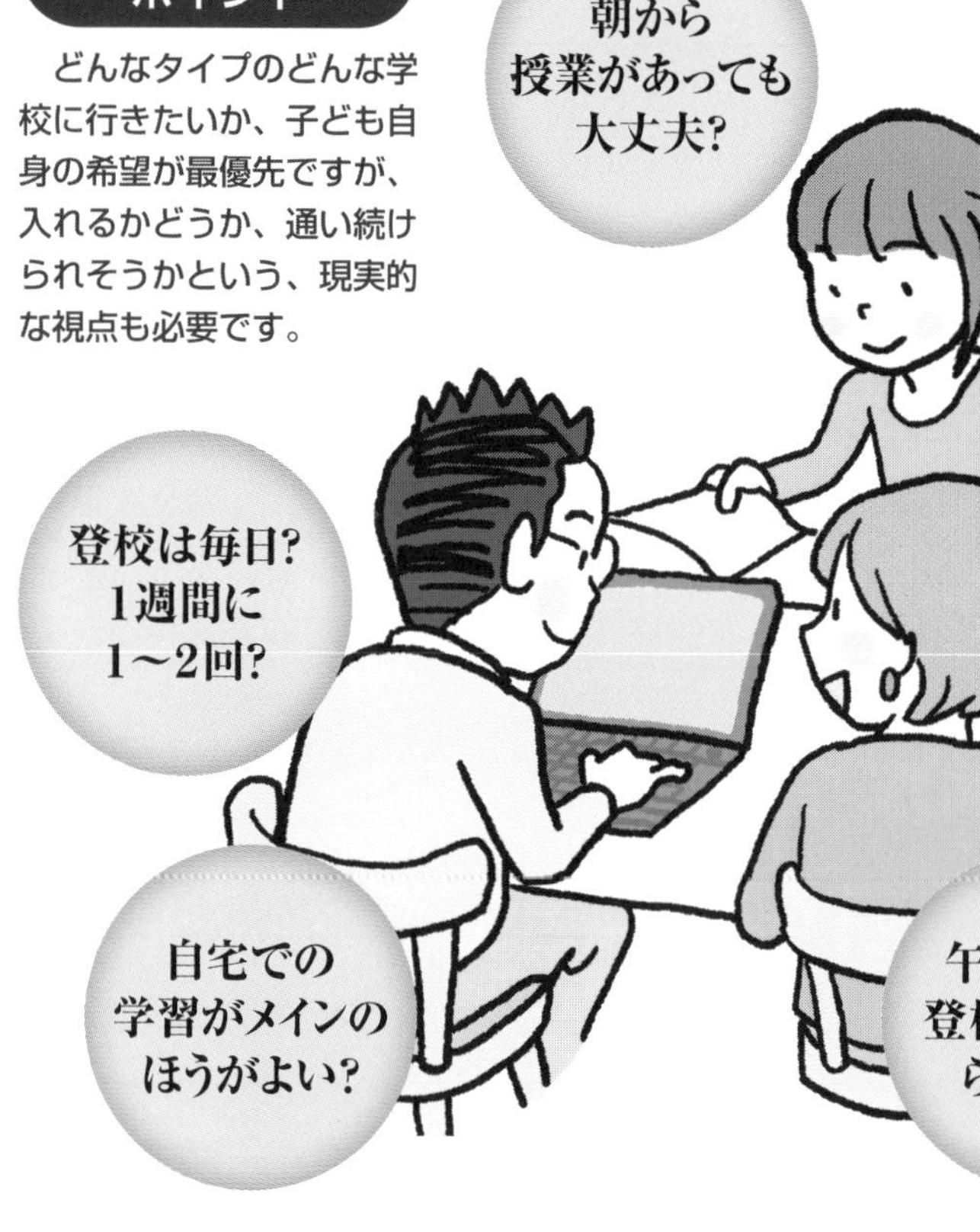

朝から
授業があっても
大丈夫?
登校は毎日?
1週間に
1～2回?
自宅での
学習がメインの
ほうがよい?
午後からの
登校なら続け
られそう?

相談・選択のポイント

どんなタイプのどんな学校に行きたいか、子ども自身の希望が最優先ですが、入れるかどうか、通い続けられそうかという、現実的な視点も必要です。

高校時代にはまだ症状が出やすいことも多い

高校生活で重要なことといえば、勉強、部活動、友だちづくりなどいろいろでしょうが、卒業証書を得ることは外せません。どこの高校でも、文部科学省の定めに基づくカリキュラム（教育課程）をクリアすれば卒業証書はもらえます。高卒資格があれば次のステージに向けて進みやすくなります。

高校時代にはまだODの症状が出やすいかもしれません。全日制に進んだODの子どもの四～五人に一人は、途中で通信制に転校しているという報告もあります。子どもの希望、回復の程度をみながら、進学先を選ぶようにするとよいでしょう。

高校のいろいろ

高校（高等学校）の教育課程は、大きく3つに分けられます。いずれも規定の単位を取得すれば高卒資格を得られます。学年制か、単位制かという区別のしかたもあります。

なお、高等専修学校など、高校以外の進学先もあります。また、高校に通わなくても高等学校卒業程度認定試験（高認）に合格すれば、大学受験などの資格は得られます（→P97）。

学年制　学年ごとに定められた単位の取得が求められる。取得できなければ原級留置（留年）となる

単位制　学年にとらわれず、科目ごとに設定された単位数を取得すれば卒業できる

通信制高校

レポートや添削指導、テストなどで単位が認定される単位制の学校です。自宅やサポート校などでの学習が中心になりますが、実技科目や学校行事の際には登校を要します。週に数回登校する通学型の学校もあります。登校時間を自由に選択できる学校もあります。

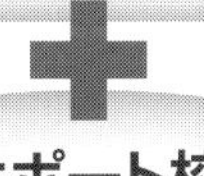

サポート校

通信制高校で学ぶ生徒や、高認を受けようとしている人の学習支援をおこなうところです。学校教育法などの法令の適用を受けない施設です。

全日制高校

平日は毎日朝から6～7時間の授業があります。単位制の学校もありますが、多くは学年制で、規定の出席日数や取得単位数が足りないと進級できません。朝起きられないと、1時間目に集中している授業の単位を落とすおそれがあります。

定時制高校

授業開始時間の遅い夜間の学校のほか、昼間に授業のある学校もあります。学年制か単位制かも学校によって違います。学校行事などは全日制高校と変わりがなく、スクールライフを楽しむこともできます。3年制のほか、1日の授業数が少ない4年制の学校もあります。

説明会に参加してみよう

さまざまなタイプの学校があるだけでなく、同じタイプの学校でも、学校ごとの特徴は異なります。選択肢となりうる学校を知るためには情報収集が欠かせません。合同説明会に参加したり、よいと思った学校には学校独自の説明会に参加したりしましょう。

学びリンク（株）が主催する「通信制高校・サポート校の合同相談会」は、全国各地で定期的におこなわれています。利用してみるとよいでしょう。

■学びリンクのイベント情報
http://manabilink.co.jp/event/

進学先で

場合によっては進路変更も選択肢のひとつ

新たな生活は、そろりそろりとスタートさせましょう。それでも思うように通えない場合は、新たな選択が必要になることもあります。

スタートダッシュはつまずきのもと

進学先が決まり、「さあがんばろう！」と張り切りすぎると、つまずくおそれがあります。1年目は体をならすことを最優先に、「のろのろ運転」を心がけましょう。

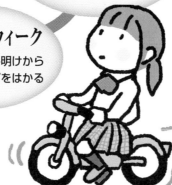

4月
助走期間としてエネルギーを温存しながら通います。ひっそりと通い、学校に行ってタッチして帰ってくる感じのイメージで！

ゴールデンウィーク
体力を充電。休み明けから少々ペースアップをはかる

6月
梅雨時は低気圧が続き、症状が出やすい時期。その後も暑さで体調を崩しやすくなる夏が待っています。無理はしないで

夏
暑さに配慮しながら体力をつける

秋以降
そろそろ慣れてくるが、「倒れる前の充電」を心がけ、無理しすぎない

生き方の選択はすべて正解

よく考えて進んだ道でも、方向転換を迫られることがあります。進学先で休学したり、留年となったりすると、「一学年下の生徒と学び直すのはいや」と、中途退学するケースもあります。

「失敗した」と思うかもしれませんが、新たな選択をすべきときが来ただけ。悩んだり、立ち止まったりする必要はありません。

症状も将来の夢も十人十色です。どのような選択であれ、多くの子どもはそれぞれ自分の道をみつけ、歩んでいます。多様な選択肢を示し、「どのような選択もすべて正解」という姿勢で支え続けることが、まわりの大人の役目です。

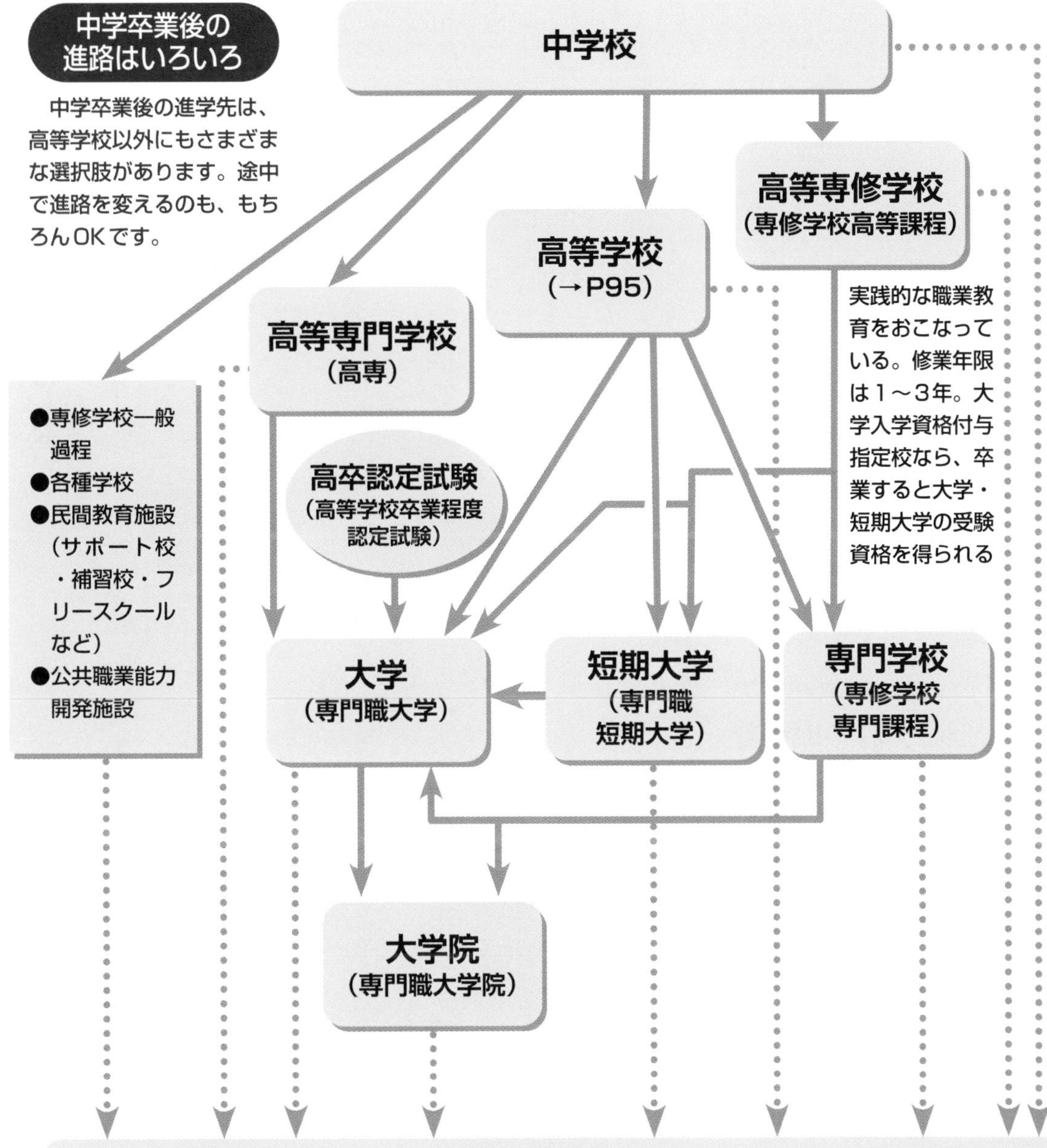

中学卒業後の
進路はいろいろ
中学卒業後の進学先は、高等学校以外にもさまざまな選択肢があります。途中で進路を変えるのも、もちろんOKです。
中学校
高等専修学校
（専修学校高等課程）
高等学校
（→P95）
高等専門学校
（高専）
●専修学校一般過程
●各種学校
●民間教育施設（サポート校・補習校・フリースクールなど）
●公共職業能力開発施設
高卒認定試験
（高等学校卒業程度認定試験）
実践的な職業教育をおこなっている。修業年限は1～3年。大学入学資格付与指定校なら、卒業すると大学・短期大学の受験資格を得られる
大学
（専門職大学）
短期大学
（専門職短期大学）
専門学校
（専修学校専門課程）
大学院
（専門職大学院）
社会（就職など）

COLUMN

大人になっても自己管理は必要

無理はしない。でも、あきらめない

　子どもの頃、起立性調節障害（OD）の症状に苦しめられていても、多くの場合、大人になれば現実の生活では大きな支障をきたさなくなります。

　しかし、「もうすっかりよくなった」と思っていても、生活に変化が生じたときなど、なんらかのきっかけで再燃することもあります。無理しすぎず疲れる前に休み、自己管理を続けることは大切です。

　一方で「ずっと治らない」と感じている人もいます。そうした人に新起立試験を実施してみると、血圧や心拍数に異常はみられず、身体的にはほぼ改善していると考えられることも珍しくはありません。「症状のせいで思うような道に進めなかった」という思いが心理的な改善を妨げ、すっきりしない状態が続いている可能性もあります。次の一歩（半歩）を踏み出せるようなサポートが必要です。

　自分の体との折り合いのつけ方を身につけていくと同時に、あきらめずにやりたいことに取り組み、それを周囲が支えていくことが重要といえます。

▼とくに注意が必要

一人暮らしを始めるとき
新しい生活と不慣れな家事で体力を消耗しがち

就職したとき
休日はしっかり休み、ストレスの発散を心がける

運転免許の取得時
過去5年以内にODが原因で失神したことがある場合、医師の診断書の提出などが必要

妊娠・出産
ODだからといって特別に悪影響を及ぼす心配はないが、心身ともにストレスの大きい経験。無理せず、パートナーや家族などの応援を求めよう

健康ライブラリー　イラスト版

起立性調節障害（OD）朝起きられない子どもの病気がわかる本

2021年11月30日　第1刷発行

監　修	田中大介（たなか・だいすけ）
発行者	鈴木章一
発行所	株式会社講談社 東京都文京区音羽二丁目12-21 郵便番号　112-8001 電話番号　編集　03-5395-3560 販売　03-5395-4415 業務　03-5395-3615
印刷所	凸版印刷株式会社
製本所	株式会社若林製本工場

N.D.C. 493　98p　21cm

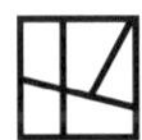

KODANSHA

ISBN978-4-06-526021-0

■監修者プロフィール

田中大介（たなか・だいすけ）

東京都生まれ。1990年、昭和大学医学部を卒業、同年、昭和大学小児科入局。95年、医学博士号を取得。昭和大学病院NICU、公立昭和病院小児科、富士吉田市立病院小児科、昭和大学附属豊洲病院小児科などを経て、現在は昭和大学保健管理センター所長・教授、昭和大学病院小児科教授。戸塚共立おとキッズクリニック小児科等にて、起立性調節障害をはじめ、小児期から青年期の子どもの診療や保護者への相談にあたっている。日本小児科学会指導医・専門医、日本肥満学会肥満症指導医・専門医。著書に『やさしくわかる子どもの起立性調節障害』（洋泉社）、『お母さんの悩みがなくなる「子育てナビ」』（マキノ出版）などがある。

■参考文献

田中大介著『やさしくわかる子どもの起立性調節障害』（洋泉社）
田中英高監修『起立性調節障害がよくわかる本　朝起きられない子どもの病気』（講談社）
日本小児心身医学会編『小児心身医学会ガイドライン集　改訂第2版』（南江堂）
日本小児心身医学会　サイト（https://www.jisinsin.jp/）
起立性調節障害Support Group　サイト（https://www.od-support.com/）

●編集協力　オフィス201　柳井亜紀
●カバーデザイン　東海林かつこ(next door design)
●カバーイラスト　長谷川貴子
●本文デザイン　新谷雅宣
●本文イラスト　梶原香央里　千田和幸

講談社　健康ライブラリー　イラスト版

登校しぶり・不登校の子に親ができること

中学校教諭・特別支援教育士　上級教育カウンセラー
下島かほる　監修

「休みたい」が増え始めた。原因は？　いつまで続く？
不登校の始まりから再登校までの対応策を徹底解説！

ISBN978-4-06-517116-5

自傷・自殺のことがわかる本　自分を傷つけない生き方のレッスン

国立精神・神経医療研究センター精神保健研究所
松本俊彦　監修

「死にたい…」「消えたい…」の本当の意味は？
回復への道につながるスキルと適切な支援法！

ISBN978-4-06-259821-7

支援・指導のむずかしい子を支える魔法の言葉

特別支援教育ネット代表
小栗正幸　監修

話が通じない、聞く耳をもたない子の心に響く対話術。
暴言・暴力、いじめ、不登校……困った場面も乗り切れる！

ISBN978-4-06-259819-4

講談社　健康ライブラリー　スペシャル

発達障害がよくわかる本

信州大学医学部子どものこころの発達医学教室教授
本田秀夫　監修

発達障害の定義や理解・対応のポイント、相談の仕方、
家庭と学校でできることを、基礎から解説。

ISBN978-4-06-512941-8

拒食症と過食症の治し方

大阪市立大学名誉教授
切池信夫　監修

始まりは拒食か過食か、経過や治り方はさまざま。
まずは五分間吐くのをがまん！　悪循環は断ち切れる。

ISBN978-4-06-259804-0

トラウマのことがわかる本　生きづらさを軽くするためにできること

こころとからだ・光の花クリニック院長
白川美也子　監修

つらい体験でできた「心の傷」が生活を脅かす。
トラウマの正体から心と体の整え方まで徹底解説！

ISBN978-4-06-516189-0

認知行動療法のすべてがわかる本

千葉大学大学院医学研究院教授
清水栄司　監修

治療の流れを、医師のセリフ入りで解説。考え方の
悪循環はどうすれば治るのか。この一冊でわかる。

ISBN978-4-06-259444-8

自閉症スペクトラムの子のソーシャルスキルを育てる本　幼児・小学生編

本田秀夫、日戸由刈　監修

幼児や小学生の時期に必要な基本中の基本スキルを紹介。
子どもの特性に配慮し、生活のなかで無理なく身につけよう。

ISBN978-4-06-259853-8